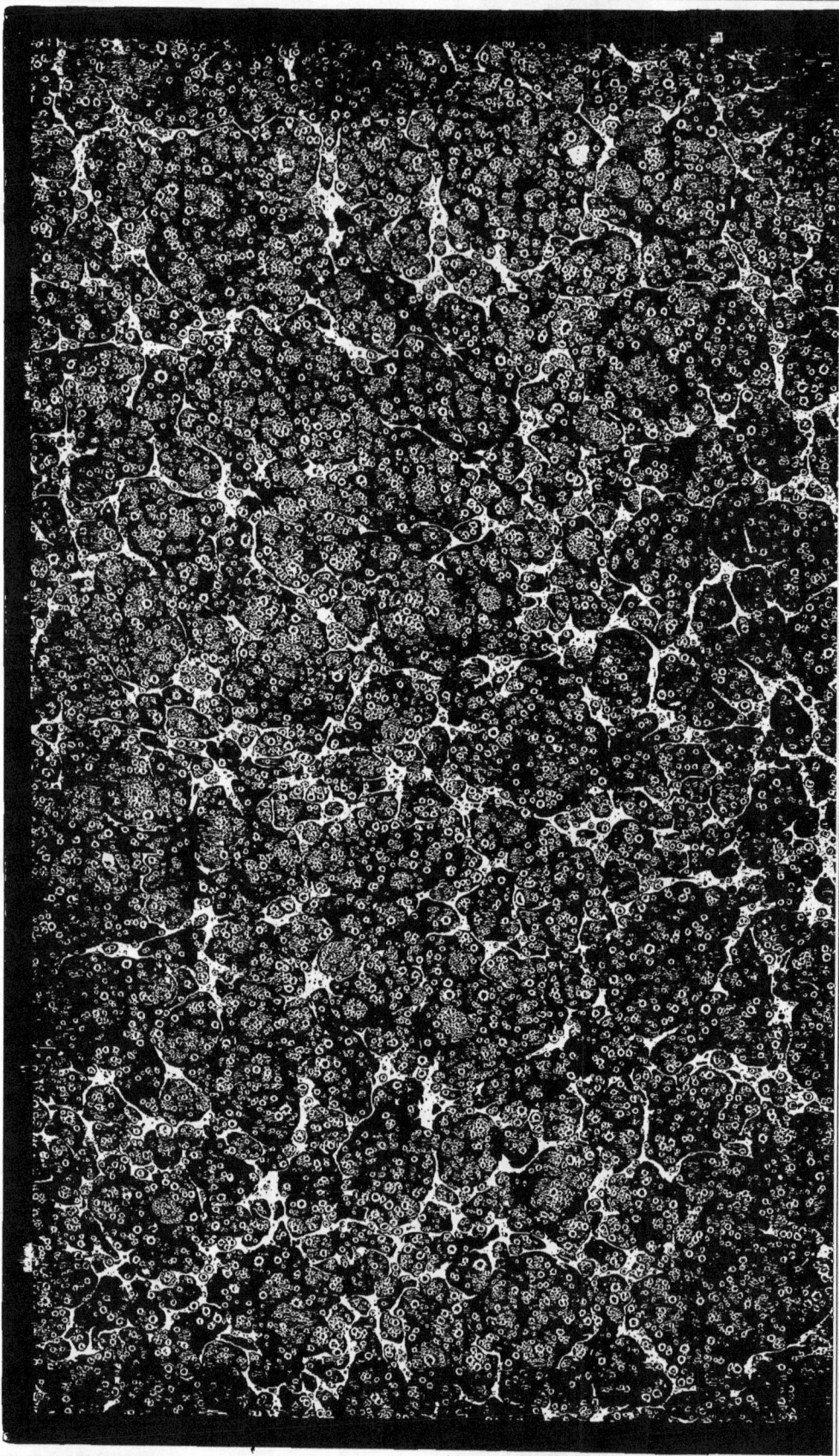

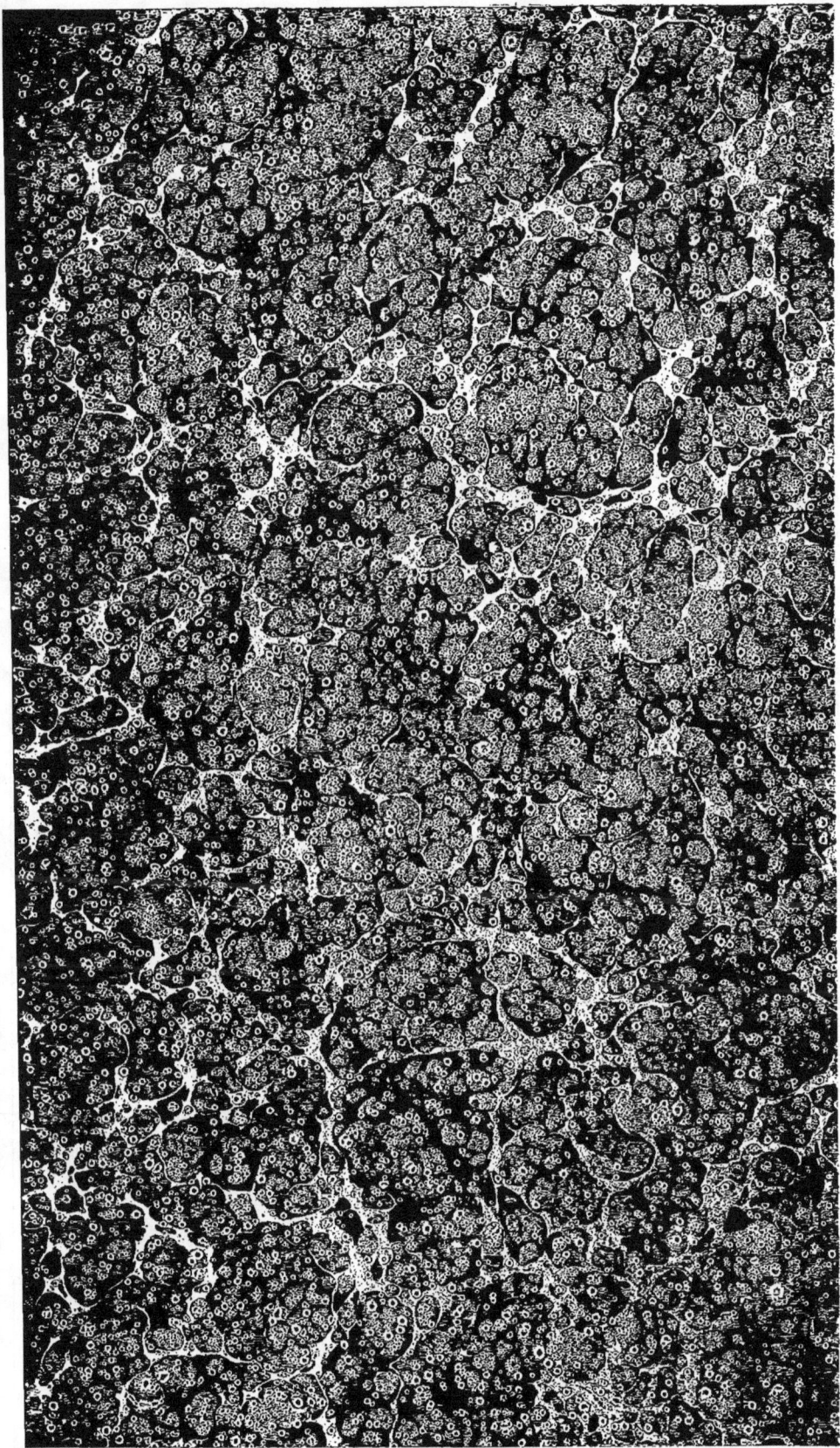

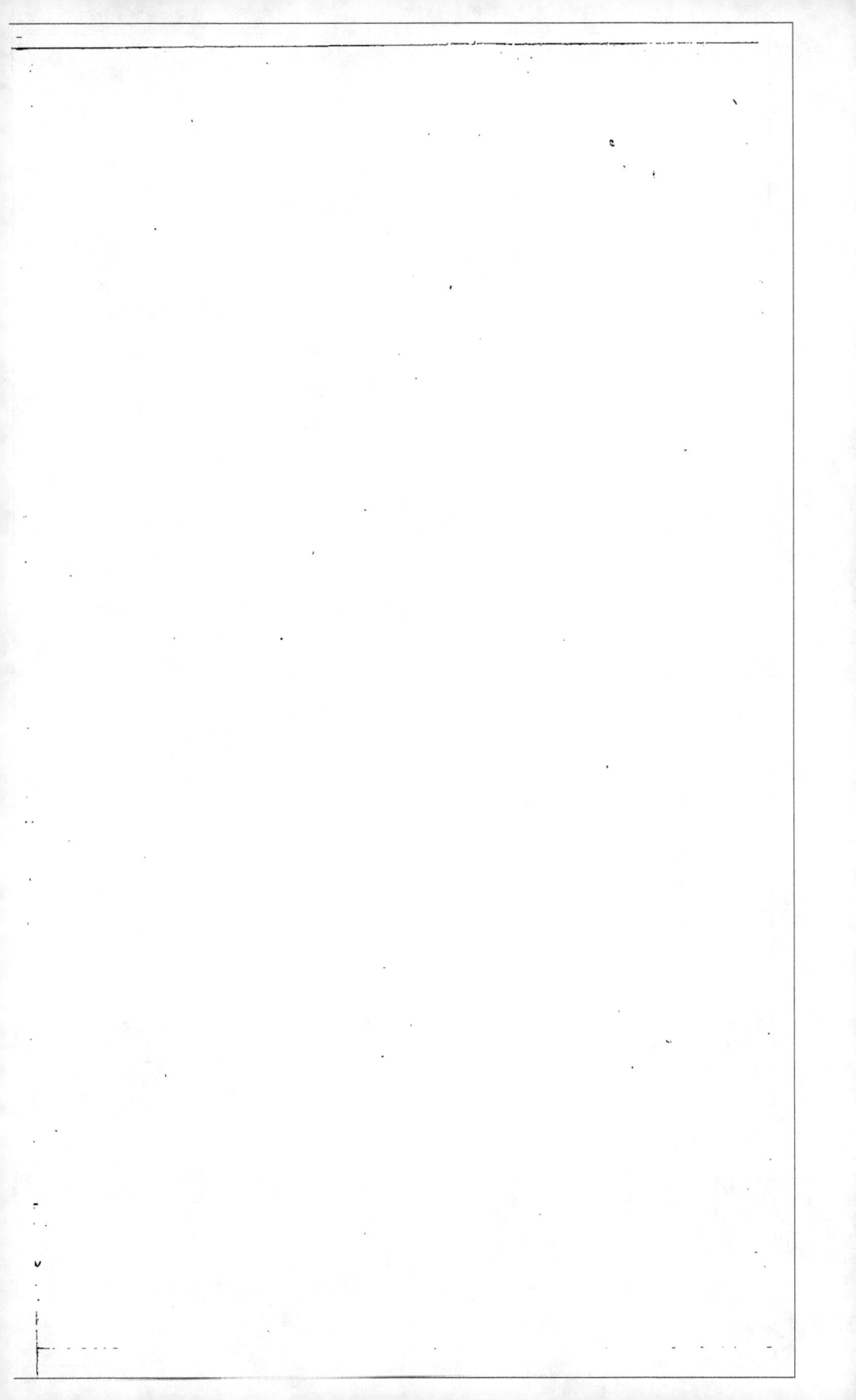

PARIS et MONTPELLIER,

OU

EXAMEN COMPARATIF

DES DOCTRINES MÉDICALES

DE CES DEUX ÉCOLES,

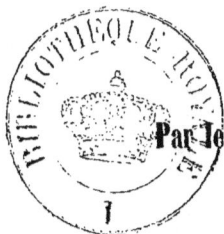

Par le Docteur LASSALVY (de Cette).

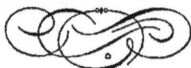

MONTPELLIER,

JEAN MARTEL AÎNÉ, IMPRIMEUR DE LA FACULTÉ DE MÉDECINE,

rue de la Préfecture, 10.

1847

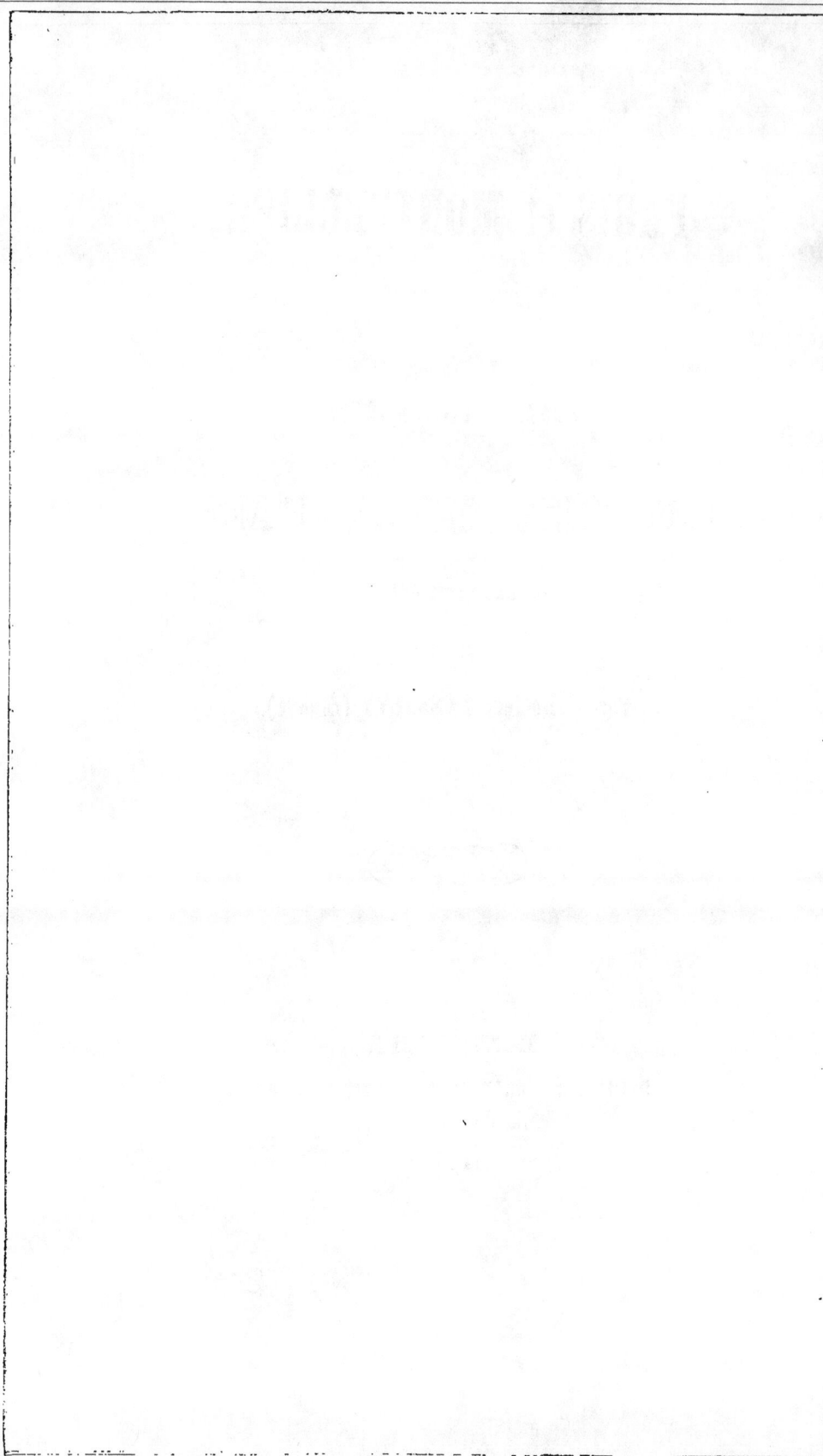

Le petit écrit qu'on va lire et dont une partie a déjà été publiée dans un journal justement estimé (1), n'est que le commencement d'un travail étendu dans lequel je me propose de comparer les principes de l'Ecole de Montpellier avec ceux de l'Ecole de Paris.

Avant de songer à une publication spéciale, il eût mieux valu, sans doute, attendre que l'ouvrage fût terminé. Mais des circon-

(1) *Journal de la Société de médecine-pratique de Montpellier.*

stances particulières indépendantes de ma volonté m'ont obligé de devancer ce moment, — au risque d'imiter cet Athénien dont parle Plutarque, je crois, qui, voulant vendre sa maison, en détacha une pierre qu'il colporta dans toute la ville, l'exhibant à tout venant en guise d'échantillon.

Première Lettre

aux Rédacteurs du Journal de la Société de Médecine-pratique de Montpellier.

--

CRITIQUE MÉDICALE.

—

M. BOUILLAUD.

∞

Messieurs les Rédacteurs,

« Je suis effrayé, disait Fontenelle, de l'horrible cer-
»titude que je trouve à présent partout. » Notez que l'illustre Secrétaire perpétuel ne connaissait pas cette spirituelle méthode, dite statistique ou numérique, qui tend
à donner à l'esprit humain la précision et la portée d'un
piston, d'une manivelle ou quelque chose d'approchant.
M'est avis que s'il vivait encore, et bien qu'il ne fût pas
du métier, l'apparition de la médecine *exacte* lui eût
donné une venette fabuleuse.

Mais j'ai l'air de plaisanter ici, et pourtant la chose
n'est pas gaie, en vérité. Quoi ! quarante ans après la mort
de Barthez, nous étions destinés à batailler encore contre
un brutal mécanisme, à repousser une nouvelle invasion
de barbares ! Il nous était réservé de voir renier, cons-

puer le trésor des traditions et l'expérience des siècles;
— la plus belle et la plus philosophique des professions
descendre au niveau du plus abject industrialisme; — les
maîtres, abîmés dans la béate contemplation d'eux-
mêmes, se draper de leur ignorance comme d'un manteau
de pourpre; — et l'art rétrograder de plein saut jusqu'à
l'époque où l'on exposait les malades dans les carrefours
ou sous les portiques des temples!

Et tout cela au nom du progrès! — Dérision!

Eh bien! puisqu'il le faut, examinons toutes ces pau-
vretés décrépites, et malgré le tapage étourdissant qu'on
fait autour d'elles et les loques modernes dont on les af-
fuble, — misérable artifice qui ne peut en imposer qu'à
des âmes candides—, voyons quelle est leur valeur réelle
devant la raison et la science.

Pour éviter autant que possible qu'on m'adresse un reproche pareil à celui que Joseph de Maistre fait à Pascal
à propos des *Provinciales*, à savoir : de prêter à toute une
corporation des opinions qui ne sont que celles de quelques individus, je choisis le plus bruyant, le plus haut
placé de tous les médecins de Paris, celui dont les doctrines — sauf quelques nuances inévitables aujourd'hui —
sont le plus généralement reçues dans ce pays-là; celui
enfin qui peut passer à bon droit pour le spécimen le plus
fidèle, le plus complet, le plus saillant de la médecine
parisienne.

J'ai nommé M. Bouillaud.

M. Bouillaud est une de ces figures tout en dehors, aux
arêtes vives et nettes, qui ne laissent rien dans l'ombre,
en un mot, dont on peut faire le tour à son aise.

M. Bouillaud, je me plais à le reconnaître hautement,
est un homme considérable par la loyauté de son caractère qui n'est contestée de personne, par ses talents, par
la haute position qu'il s'est justement acquise, par des

services réels rendus à la science. Ses convictions sont franches et énergiques, son langage plein de chaleur et d'entraînement, ses élèves nombreux et dévoués. On sait que ceux-ci poussèrent un jour l'admiration pour leur maître jusqu'à lui faire frapper une médaille d'or, comme à l'inventeur de la médecine exacte. Bonne et confiante jeunesse! âge heureux des illusions généreuses et de l'enthousiasme! — Mais ce fait, quelle qu'en soit la portée réelle, n'en est pas moins flatteur pour M. Bouillaud.

Les écrits de M. Bouillaud sont fort nombreux (1). Les analyser tous serait une tâche aussi pénible pour le lecteur que pour moi, et cela d'ailleurs n'est pas nécessaire pour le but que je dois me proposer. Il me suffira d'examiner les trois principaux qui sont : l'*Essai sur la Philosophie médicale*, la *Clinique* et la *Nosographie médicale*; — encore même n'en dirai-je que ce qui me paraîtra indispensable pour connaître et apprécier les doctrines de l'auteur.

Je dois le dire, ce titre d'*Essai sur la Philosophie médicale* m'affrianda tout d'abord, et j'ouvris le volume avec empressement. Je m'attendais à y trouver, sinon de ces vues larges et compréhensibles, de ces échappées lumineuses qui éclairent au loin l'horizon de la science et qu'on rencontre si souvent dans les pages de Bordeu et

---

(1) Voici la liste des principaux :

Traité clinique et physiologique de l'Encéphalite. 1825, in-8°. — *Traité clinique et expérimental des Fièvres dites essentielles.* 1826, in-8°. — *Traité pratique, théorique et statistique du Choléra-Morbus de Paris.* 1832, in-8°. — *Traité clinique des Maladies du cœur,* 2 vol. in-8°, 1835, et 2e édit. 1841. — *Traité clinique du Rhumatisme articulaire et de la loi de coïncidence des Inflammations du cœur avec cette maladie,* 1836, et 2e édit. 1840. — *Essai sur la Philosophie médicale.* 1836. — *Clinique médicale de l'hôpital de la Charité.* 3 vol. 1837. — *Traité élémentaire de Nosographie médicale générale et spéciale.* 5 vol. 1845.

des autres, au moins des aperçus ingénieux ou justes, des rapprochements saisis avec finesse et présentés avec art et talent. Je n'espérais pas, à vrai dire, y trouver beaucoup d'idées nouvelles ; le drapeau de Broussais que suit M. Bouillaud m'en donnait la certitude d'avance ; mais je pensais qu'il pourrait y avoir quelque reflet de cette verve chaleureuse du maître qui, chemin faisant, semait parfois des vérités piquantes au travers de ses erreurs.

N'en déplaise à M. Bouillaud, mon désappointement fut complet, sans mesure.

Dès la première page, en effet, on sait tout le livre de M. Bouillaud. Son but, dit-il, est d'imposer à l'étude de la médecine ce caractère d'exactitude sans lequel il n'existe aucune véritable science, et de lui imprimer la direction généralement suivie dans les sciences physiques *proprement dites.*

Si M. Bouillaud voulait dire par là qu'il faut faire sortir la science médicale de ces généralités vagues et de ces distinctions scholastiques qui l'ont trop souvent embarrassée, pour lui faire suivre cette méthode sûre et sévère qui distingue aujourd'hui les sciences physiques et leur a imprimé cet essor admirable qu'elles ont pris depuis la Renaissance, et surtout depuis Descartes, le véritable père de la philosophie moderne (1), — et cela, tout en

---

(1) On fait généralement honneur à Bacon de l'invention de la méthode philosophique dite expérimentale ou inductive, si usitée dans les sciences physiques et naturelles. Cette opinion n'est pas exacte. Bacon ne fut que le vulgarisateur des travaux antérieurs de Télésio, Campanella, G. Bruno, Ramus, etc., qui s'efforcèrent de retirer la science des méthodes stériles et immobiles du paganisme, pour la faire entrer dans la voie féconde que le christianisme avait ouverte. Les travaux de Bacon eurent même peu de retentissement et de succès jusqu'à Descartes. Son style sou-

respectant l'indépendance absolue d'une science qui ne relève que d'elle-même dans ses dogmes fondamentaux, et ne reçoit qu'à titre de secours accessoires et sous bénéfice d'inventaire les lumières des autres; — l'intention de M. Bouillaud serait fort louable assurément, et nous ne pourrions qu'applaudir à la dignité de son entreprise. Seulement nous lui ferions observer qu'elle n'est rien moins que nouvelle, et nous lui nommerions Sauvages, Dumas, Barthez, Bérard et M. le professeur Lordat.

Malheureusement M. Bouillaud ne l'entend pas ainsi : pour lui, *la médecine est une science physique* COMME LES AUTRES! « C'est, dit-il en vingt endroits du livre que j'ana- »lyse, la *mécanique*, la *physique* et la *chimie du corps* »*vivant* (1). »Rien de plus, rien de moins. Mais continuons d'exposer ses idées; la justice nous fait un devoir de l'entendre avant de le condamner.

---

vent obscur et tourmenté, parfois figuré jusqu'à l'excès, des divisions subtiles et sentant encore la scholastique, rebutèrent la plupart des lecteurs. Ce fut Descartes qui accomplit la grande rénovation scientifique dont les vrais précurseurs furent Copernic, Kepler, Galilée, Harvey, Viète. Bacon n'y contribua que fort peu, et sa valeur philosophique a été prodigieusement enflée par les écrivains du dix-huitième siècle. Sans adopter pleinement la réfutation énergique de Joseph de Maistre, il faut convenir que le terrible logicien lui a porté des coups dont le chancelier d'Angleterre aura de la peine à se relever. Voy. *Examen de la Philosophie de Bacon*, Lyon, 1836. 2 vol. in-8°. — De Luc, *Précis de la Philosophie de Bacon*, 2 vol. in-8°. Paris, 1802. Et pour connaître la portée de la révolution opérée par Descartes, le bel ouvrage de M. Bordas-Demoulin, couronné par l'Institut, *le Cartésianisme ou la véritable Rénovation des Sciences*, ainsi que la savante introduction qu'y a jointe M. Huet de Gand. 2 vol. in-8°. Paris, 1843.

(1) Ici M. Bouillaud semble trahir quelque hésitation à formuler cette profession de foi; mais, dans un autre ouvrage, il s'exprime d'une manière formelle, explicite, absolue. Voy. *Traité des maladies du cœur*, préface, p. IX. 1835.

« Quoi! s'écrie-t-il, elle ne serait pas soumise aux
»éternelles lois de la statique et de la mécanique, cette
»admirable machine dans la construction de laquelle la
»nature a fait éclater *un luxe* de conditions statiques et mé-
»caniques, dont *les plus savantes* machines que l'art ait *or-
»ganisées* de ses propres mains ne nous offrent que des
»*images fort incomplètes !* » Mon Dieu ! c'est bien un peu
pour cela que nous sommes convaincus, nous *gens d'ici*,
qu'il y a là *plus et autre chose* que de la statique et de la
mécanique. Aussi dirions-nous volontiers avec Desèze,
qui semble avoir répondu par avance à M. Bouillaud :
« Quoi! une machine active et sensible dans toutes ses
»parties pourra être comparée à une machine inactive,
»insensible, morte, dont une force étrangère mène tous
»les ressorts (1)! » Mais écoutons encore M. Bouillaud :
« Est-ce que les Borelli, les Barthez et Bichat lui-même
»(*lui-même* est joli) n'ont pas fait à l'économie vivante
»l'application des lois de la statique, de la mécanique,
»de l'hydraulique, dans leurs travaux sur la station, la
»marche, le saut, le nager, le vol, la reptation, la circu-
»lation du sang, etc. ? » Sans doute, et ils ont très-bien fait,
puisqu'il y a dans l'économie de l'homme et des animaux
des phénomènes de l'ordre physique et mécanique, ce
que personne ne conteste. Mais ils se sont bien gardés
d'en faire autant des faits de l'ordre proprement vital, et
Bichat *lui-même* ne confond pas les propriétés de tissu
avec les propriétés vitales. « Il est vrai, continue
»M. Bouillaud, qu'il existe dans les corps vivants des *forces*
»ou des *conditions* (le mot est singulièrement choisi) au
»moyen desquelles sont plus ou moins neutralisés, dans
»quelques cas, les effets de la pesanteur. Mais que prouve

---

(1) *Recherches physiologiques et philosophiques sur la sensibilité
ou la vie animale.*

»cela contre la doctrine que nous défendons? Comme si,
»dans le monde inorganique, on ne pouvait pas aussi, par
»le jeu de certaines machines, vaincre les efforts de la
»pesanteur! »Toutefois, il avoue qu'il est impossible d'expliquer *intégralement* par les principes de la chimie les
fonctions vitales; qu'il s'écoulera bien du temps avant
qu'on puisse le faire d'une manière complètement satisfaisante, et que peut-être même on n'y parviendra jamais.

« Le moment est arrivé, s'écrie-t-il, où il faut renon-
»cer à cette *doctrine barbare* qui nous représente les lois
»dites vitales comme constituées, *sous tous les rapports*,
»dans un éternel état de guerre avec les lois physiques.
»On a beau accuser d'hérésie ceux qui défendent cette
»*nouvelle* révolution physiologique; les véritables héré-
»siarques *seront bientôt* ceux qui auront vainement lutté
»contre cette *inévitable régénération*. »

En présence de pareilles affirmations formulées avec ce
magnifique sang-froid qui caractérise le *faire* de M. Bouillaud, je l'avoue, le livre m'est tombé des mains, et je
me suis rappelé involontairement le mot sévère mais
juste de notre illustre maître, le professeur Lordat : « Ex-
»pliquer tout phénomène vital par les lois de la physique
»serait aujourd'hui une entreprise qui friserait la dé-
»mence (1). »

Comment! il faudra renvoyer M. Bouillaud aux premières pages de tous les traités de physiologie, et même
aux *Considérations* qui précèdent l'*Anatomie générale* de
Bichat, pour lui faire apprendre quelles sont les différences essentielles, radicales, absolues, qui distinguent
les deux règnes! Il faudra lui dire ce que les petits enfants n'ignorent pas aujourd'hui, à savoir : qu'indépen-

---

(1) *Deux leçons de Physiologie faites en* 1832, rédigées par H.
Kühnholtz. Montpellier, 1833, p. 5.

damment des propriétés générales de la matière (l'étendue, la pesanteur, la divisibilité et le reste) que les
corps vivants possèdent *comme les autres*, ils sont doués
d'une force qui leur est propre, exclusive, en vertu de
laquelle ils naissent d'un germe, se nourrissent, s'ac-
croissent, se reproduisent, subissent les transformations
des âges et meurent après une durée déterminée! Il faudra lui répéter que le fait primordial par lequel un corps
organisé diffère d'un corps brut, est un état de résistance
aux circonstances du milieu où il est placé; que ce corps
cesse d'être vivant et passe à l'état de cadavre aussitôt
que cette résistance a disparu; qu'alors seulement il
rentre dans le domaine des forces physiques et chimiques
auxquelles il était soustrait auparavant! Sans doute, cette
résistance n'est pas absolue, et le microcosme, comme
disaient si bien les anciens, n'est pas dans un état d'indépendance complète vis-à-vis du macrocosme, puisque,
après tout, le milieu ambiant fournit des *conditions* inci-
tatrices de la vie, et non sa cause suffisante et formelle,
comme le croyait follement Brown et après lui Broussais.
Mais parce qu'il y a dans les corps vivants des phénomènes physiques et chimiques, il ne suit pas *nécessairement* qu'il n'y en ait que de cet ordre.

Dans un passage singulier de sa préface, M. Bouillaud
semble avoir eu conscience de cette difficulté, mais il l'a
singulièrement résolue : « Si l'homme, dit-il, sous le
»point de vue de sa vie *organique*, pour parler le langage
»de Bichat, ne présente à l'observateur que des conditions
»matérielles et dynamiques dont on retrouve *les analogues*,
»LES SEMBLABLES *dans les corps bruts eux-mêmes* (1) à l'état

---

(1) Ne serait-ce pas le cas de dire avec je ne sais quel rimeur
languedocien :

Sé vous vézès aco, caou qu'achès bona vista?

»de mouvement, d'activité, en est-il ainsi sous le point de
»vue de cette *vie animale* ou de relation qui se compose de
»phénomènes si différents de ceux de la vie organique?
»Ici la science de l'homme physique se rattache à celle de
»l'homme moral, la physiologie se rallie à la métaphysique
»ou à la psychologie. Or, laissant de côté et respectant
»profondément tout ce qui fait partie de la foi proprement
»dite *(il s'agit bien de la foi ici, vraiment!)*, tout ce qui
»concerne les mystères de la pure psychologie *(est-ce que
»la biologie en a moins par hasard?)*, il est certain que nous
»reconnaissons chez nous-mêmes l'existence de cette vie
»*sur-ajoutée*, etc. »

Remarquons en passant, et comme confirmation de ce
que nous avons déjà vu, que M. Bouillaud ne reconnait
chez l'homme vivant que deux ordres de phénomènes :
1° ceux de l'ordre moral et intellectuel, et 2° ceux de
l'ordre physique ou chimique. Quant aux phénomènes
vitaux, il est clair que, pour lui, ils se confondent avec
ces derniers (1).

L'examen complet du paragraphe que je viens de transcrire me mènerait loin assurément, et je n'ai garde de
l'entreprendre. Je ne relèverai donc pas l'incroyable
confusion de M. Bouillaud, qui a l'air de regarder comme
synonymes la vie animale de Bichat et la psychologie.
Mais cette confusion même, toute étrange qu'elle est,
prouve que M. Bouillaud serait disposé à admettre que
certains faits purement physiologiques se rapportent à
des forces étrangères à celles qui meuvent la matière
brute, puisqu'il en est un bon nombre de tels dans ce
qu'il appelle vie animale. Par malheur M. Bouillaud en

---

(1) Nous verrons plus loin que cette manière de voir ne diffère
pas beaucoup de celle de Stahl et des animistes, ce dont M. Bouillaud est loin de se douter apparemment.

demeure là, et il ne tire de cette velléité aucune conséquence dogmatique ou pratique. Quelque louable que soit
une intention, elle ne suffit pas à elle seule, ainsi que l'a
établi la sagesse des nations qui a dit que l'enfer en est
pavé. En bonne logique, nous ne devons pas en tenir
plus de compte que M. Bouillaud lui-même. Continuons
donc l'examen de son livre.

Il n'est pas facile à analyser, ce livre; l'imagination
mobile de l'auteur, la capricieuse prestesse de ses allures,
—et, plus que tout peut-être, les guenilles de la doctrine
prétendue physiologique qu'il étale avec une complaisance naïve aux yeux du lecteur, sans avoir l'air de se
douter le moins du monde du jugement que cette doctrine
a subi — , rendraient cette lecture peu réjouissante si, de
temps en temps, quelque affirmation excentrique ne venait surexciter le lecteur assoupi, celle-ci, par exemple :
« On sait que la doctrine physiologique a décidément
« vaincu. »

En vérité, si M. Bouillaud mourait maintenant — *quod
Deus avertat!* — nous l'entendrions s'écrier, nouveau Mi-
thridate :

..... Mes derniers regards ont vu fuir les Romains !

L'*Essai* est divisé en quatre parties : 1° un résumé *philosophique* des principales époques de la médecine; 2° une
exposition des principes de philosophie médicale propres
à l'auteur; 3° des généralités sur la clinique médicale ;
4° un parallèle des résultats de sa formule pour les émissions sanguines avec ceux des formules généralement
adoptées.

Parcourons rapidement ce cadre, mais, avant tout, une
réflexion préalable.

Je ne comprends guère, je l'avoue, une histoire de la
médecine, quelque écourtée qu'elle soit, sous la plume de
M. Bouillaud. Un homme qui professe que la science doit

se refaire de fond en comble tous les dix ou quinze ans,
que les faits vieillissent et sont bientôt hors d'usage; qui
s'étonne que la *Nosographie* de Pinel ait eu quinze ans de
vogue, ce qui, dit-il, est une éternité; qui, dans ses livres
de clinique, ne cite pas un seul auteur, n'invoque pas
une fois l'autorité des maîtres, comme si la tradition
n'existait pas et que lui, Bouillaud, fût à lui tout seul
l'alpha et l'oméga de la science (1); — un tel homme, dis-je,
n'a que faire de l'histoire de l'art, elle est nulle et non
avenue pour lui. Qu'en ferait-il et que lui apprendrait-elle ?
Est-ce que les anciens connaissaient les méthodes *philosophiques* de la médecine *exacte ?* Est-ce qu'ils employaient
la statistique, cet *éclatant flambeau* de la médecine ? Est-ce
qu'ils s'éclairaient de cet autre flambeau non moins
éblouissant qui a nom l'anatomie normale ou morbide?
Que dis-je? les modernes eux-mêmes ont-ils fait autre
chose que balbutier les premiers éléments de l'art avant
l'avénement de M. Bouillaud, qui est venu leur formuler
avec une *rigoureuse exactitude* le diagnostic et la thérapeutique des maladies aiguës, sans compter les chroniques?

Aussi, il faut voir comme il la traite, cette pauvre histoire de la médecine ! Pour en avoir une idée, il suffirait
de savoir que, pour plus de détails, il renvoie ses lecteurs à la 5e édition de l'*Examen* de Broussais..... : bon !
connu, connu !

Localisation des fièvres et saignées à outrance, — voilà
le beau idéal de M. Bouillaud en pathologie et en théra-

---

(1) M. Bouillaud ne nomme guère que MM. Louis et Chomel, et
toujours pour les combattre. Quant à Sydenham, qu'il cite quelquefois et pour lequel il parait avoir une certaine prédilection, —
non pas toutefois autant que Boërhaave, qui ne prononçait jamais
son nom sans se découvrir — , il ne le fait intervenir que pour
quelque réflexion très-générale et jamais pour un point de pratique à justifier ou à éclaircir.

peutique, voilà les deux étalons sur lesquels il mesure les maîtres de l'art.

M. Bouillaud, à qui les contradictions ne coûtent guère — que la peine de les écrire, — cite avec approbation le mot de Baglivi, à savoir : « que la médecine est fille du »temps et de l'observation », — ce qui ne l'empêchera pas de nous dire plus loin « qu'on doit la refaire tous les quinze »jours » — ou à peu près.

On conçoit qu'Hippocrate, privé des deux flambeaux que vous savez, n'est à ses yeux qu'un assez pauvre médecin, qui a été réduit à n'étudier que *l'ombre des maladies*. Il faut convenir toutefois que M. Bouillaud le traite avec un peu moins d'irrévérence que ne l'avait fait son maître ; il le glorifie même, et cela s'explique très-bien par les idées de M. Bouillaud, d'avoir eu la pensée d'ausculter la poitrine. « Ses remarques, ajoute-t-il, sur la puis-»sance médicatrice de la nature, sur les jours critiques, sur »les signes pronostiques, *ont dans tous les siècles excité* »*l'admiration* DES VRAIS OBSERVATEURS. »

Pour le coup, je n'y comprends plus rien. Quoi ! un médecin pour qui le corps humain est une machine *comme les autres*, nous parler de la *puissance médicatrice, de la nature, des jours critiques*, et du reste à l'avenant ! Est-ce que M. Bouillaud aurait vu par hasard une locomotive du chemin de Versailles ou de Rouen réparer d'elle-même ses avaries et présenter des jours critiques ou des signes pronostiques qui annonçassent à l'avance le rétablissement de ses *fonctions ?*

M. Bouillaud profite de l'occasion pour décocher une épigramme qu'il croit bien méchante sans doute, contre « ces Hippocratistes modernes pour qui le progrès con-»siste à marcher à reculons, et qui voudraient faire rétro-»grader la science de vingt siècles. » Comme l'intention non suivie d'effet pourrait, à la rigueur, invoquer le bé-

néfice des circonstances atténuantes, n'allons pas nous
fâcher trop vivement de cette innocente sortie. Si, parmi
les admirateurs d'Hippocrate, il en est qui aient conçu la
pensée que leur prête M. Bouillaud, ils ont grand tort
assurément, et je ne voudrais pas prendre leur défense.
Heureusement il n'en est rien, et M. Bouillaud n'a
crayonné qu'une caricature en croyant tracer un portrait.
Admettre que la méthode philosophique largement exposée et suivie par Hippocrate a seule fondé la médecine
réellement et pratiquement exacte — pour parler comme
M. Bouillaud — et, seule encore aujourd'hui, peut fournir
la base et le point d'appui nécessaire à ses progrès fu-
turs, ainsi que l'histoire de la science le démontre sura-
bondamment, surtout celle des révolutions qu'elle a su-
bies ; — ce n'est pas là être rétrograde, quoi qu'en dise
M. Bouillaud. Le progrès ne consiste pas à faire table
rase de l'édifice scientifique à chaque génération médicale, comme il le croit follement, mais à élever successivement des assises nouvelles sur les fondements solides
et éprouvés qu'ont posés les siècles antérieurs. Telle est
la véritable signification du mot *progrès*, dont il a l'air de
ne pas se douter.

M. Bouillaud ne dit qu'un mot de Galien et ne débite
que quelques banalités sur les Arabes et les Arabistes.
L'Ecole de Montpellier n'est nommée qu'en passant et à
propos de sa fondation : il n'en est plus question nulle
part, non plus que des hommes qui l'ont illustrée jusqu'à
nos jours. Voilà comment M. Bouillaud écrit l'histoire.
Bordeu était d'un autre avis : « Que pourrait-ce être,
» dit-il, qu'une histoire de la médecine en France, dans
» laquelle on affecterait de mettre dans l'oubli l'Ecole de
» Montpellier (1)? » Pas grand'-chose, en effet, et si

(1) *Œuvres complètes*, édit. Richerand, p. 584.

M. Bouillaud tenait à en fournir la preuve, il faut avouer qu'il a parfaitement réussi.

Voici une assertion curieuse de M. Bouillaud : « C'est à » la Faculté de médecine de Paris qu'appartient l'honneur » de la restauration définitive de la médecine grecque. » Je n'irai pas perdre mon temps à relever ce qu'il y a de tranchant et d'inexact dans cette assertion au point de vue historique, mais je demanderai à M. Bouillaud ce que signifie cette épithète de *définitive* appliquée par lui à la restauration de la médecine grecque. Est-ce qu'il y a pour lui une autre médecine que la médecine française, que celle de Paris, que celle même de M. Bouillaud? En conscience, il est difficile de voir là autre chose qu'un *lapsus calami* : passons donc notre chemin.

Rien de remarquable sur Paracelse et van Helmont. Seulement, on dirait que M. Bouillaud en veut à ce dernier à cause de l'horreur bien connue du médecin belge pour la saignée. Cependant notre auteur n'ose pas ajouter foi entièrement au récit de Gui Patin, qui fait mourir van Helmont dans un état de frénésie, pour s'être obstinément refusé à une saignée, dans la pleurésie dont il fut atteint. On sait que Gui Patin était fort méchante langue et qu'il inventa cette historiette en l'honneur de la saignée, qu'il aimait presque autant que M. Bouillaud (1).

_____

(1) M. Réveillé-Parise vient de donner une nouvelle édition des *Lettres* de Gui Patin; mais, quoi qu'en aient dit les prospectus de librairie et des amitiés complaisantes, cette édition si vantée n'est que la réimpression pure et simple d'une des plus mauvaises. Si M. Réveillé-Parise s'était, comme il l'a laissé dire, donné la peine de les collationner *toutes*, — et elles ne sont pas fort nombreuses — , il n'aurait pas omis une foule de passages des plus curieux et des plus importants, notamment ceux qui sont relatifs au *Mazarin*, que le malin auteur criblait d'épigrammes dans sa correspondance, passages qu'on regrette fort de ne pas trouver

Van Helmont mourut fort tranquillement en donnant à son fils des instructions pour la publication de ses œuvres.

A travers les réclamations obligées contre le moyen-âge, je remarque la phrase suivante : « C'est de ses fécon-» des entrailles que sont sortis l'imprimerie, la boussole, » le mouvement de la terre, *la circulation du sang*, *la gra-» vitation*, la découverte d'un nouveau monde. » M. Bouillaud, qui se pique d'exactitude, commet ici un ou deux petits anachronismes. La circulation du sang fut découverte par Harvey en 1619, et neuf ans plus tard parut l'*Exercitatio anatomica de motu cordis et sanguinis in animalibus*. M. Bouillaud ne la ferait pas remonter sans doute à Michel Servet (1553), à André Cesalpino (1569), ou Realdo Colombo (1569), puisque ces auteurs n'ont décrit et connu que la petite circulation ou la circulation cardiaco-pulmonaire. Au surplus, les savants s'accordent à faire finir le moyen-âge avec le règne de Louis XI, qui mourut en 1483. — Quant à la gravitation, l'anachronisme serait un peu plus fort, puisque Newton, à qui on en doit la découverte et la démonstration, ne publia ses immortels travaux que dans le premier quart du XVIIIe siècle. Kepler avait découvert et calculé les lois des mouvements sidéraux, mais il n'en avait pas établi *la cause expérimentale*, et c'est là ce que fit l'illustre Anglais.

M. Bouillaud s'incline devant Sydenham, et savez-vous pourquoi? C'est que Sydenham a eu l'insigne honneur d'être un de ses précurseurs, à lui Bouillaud, dans l'usage des saignées plantureuses! — Il le félicite aussi d'avoir

---

dans l'édition nouvelle. C'est là, sans contredit, un travail pénible et fastidieux, surtout pour un esprit aussi distingué et aussi délicat que celui de M. Réveillé-Parise; mais, en matière de bibliographie, *l'honneur* ne s'obtient qu'à ce prix.

exigé, dans l'histoire des maladies, cette exactitude servile
qui consiste à noter tous les phénomènes qu'elles présentent, même les plus minutieux et les plus insignifiants,
« comme les peintres qui, dans leurs portraits, conser-
» vent les taches, les marques les plus légères de l'origi-
» nal. » N'en déplaise à M. Bouillaud et à Sydenham, les
peintres qui agissent ainsi ne sont pas des artistes, non
plus que les médecins qui les imitent. Un véritable artiste
s'étudie à rendre fidèlement la physionomie de son modèle, et ne va pas s'arrêter à compter les plis de sa robe
ou le nombre de ses cheveux ; il laisse cela au daguer-
réotype, cette serinette de la peinture. Le vrai médecin
agit de même : il lui suffit de reproduire avec exactitude
les traits essentiels, caractéristiques d'une maladie, ceux
qui sont nécessaires et suffisants, comme on dit en mathématiques, pour la faire distinguer de toutes les autres
et poser les bases fondamentales des indications thérapeutiques. « *Historia morborum*, disait Baglivi, *licet copiosa*
» *primo aspectu videatur, reipsà tamen egena est ac inutilis;*
» *imò, ob transcursus quosdam permolestos in narrationes*
» *supervacaneas, quæstiones jejunas, similesque nugas, in-*
» *firma prorsùs ac perdita* (1). »

Quant à moi, m'est avis que l'illustre médecin de Rome
et même celui de Londres auraient haussé les épaules
s'ils avaient entendu dire « qu'il suffit d'avoir des yeux
» et de la patience pour amasser des observations ; que
» l'art de faire des recherches en médecine se réduit pres-
» que à une sorte de mécanisme (2) ; qu'il n'est pas besoin
» d'être médecin pour faire avancer la médecine ; que tel
» médecin (M. Louis) possède dans son porte-feuille des cen-

---

(1) *Op. omn.*, *lib.* I, *cap.* IX, § I.
(2) G.-L. Bayle, *Recherches sur la phthisie pulmonaire*, préface.

»taines d'observations dont il ne sait que faire »; et autres assertions de la même force qui montrent chez ceux qui se les permettent la *méconnaissance* la plus déplorable de l'art, de son but et de ses moyens. Déjà, en 1811, Double se plaignit de cette tendance fâcheuse des esprits, et depuis le mal n'a fait que croître et enlaidir. « Peu s'en »faut aujourd'hui, disait-il alors, que la médecine, réduite »à la seule inspection des phénomènes, au seul instinct »des observations ne rejette comme suspecte toute vérité »générale; peu s'en faut que, pour être mis au nombre des »grands médecins, la première condition ne soit de re- »noncer à la plus belle prérogative de l'être pensant, à la »faculté de généraliser les faits et les idées (1). » Eh bien! c'est là que nous en sommes venus, et la prédiction de Double s'est entièrement réalisée, grâce au progrès de la façon de M. Bouillaud et consorts. Qui n'a pas vingt fois laissé tomber le livre des mains en lisant ces interminables observations de Laënnec, de M. Louis, de M. Andral, mais surtout de M. Bouillaud, qui semble avoir voulu renchérir sur tous les autres sous le rapport de l'assommante minutie de ses histoires particulières, où tout se trouve, tout, excepté les traits définitifs des affections et les sources des indications curatives, en un mot, la pensée qui vivifie! Plus d'une fois en ce moment, je me suis remémoré le vers fameux du roi de Prusse, — avec une petite variante — :

« Evitez de B...ernis la stérile abondance. »

Ce qui a sans doute induit M. Bouillaud en erreur au sujet de Sydenham, c'est que ce grand praticien fut le premier à reconnaître d'une manière positive que la distinction des différentes espèces de maladies était le fondement de la médecine; que cette distinction devait avoir

_____

(1) Séméïologie générale. I. 83-84. Paris, 1811.

pour but l'indication propre à la maladie, et pour point de départ, l'histoire naturelle de celle-ci, dégagée de toute explication (1); ce qui ne veut pas dire, assurément, qu'il faille à toute force asphyxier le lecteur sous une avalanche de détails et de minuties insignifiantes comme on ne le fait que trop de nos jours.

M. Bouillaud ne peut se défendre d'un mouvement d'affectueuse compassion pour ce pauvre Sydenham, qui n'a pas ouvert des cadavres et n'a pas été à la tête d'un grand hôpital (sous-entendu, *comme moi*). Mais que M. Bouillaud y prenne garde, si malgré cela Sydenham est devenu un grand médecin, la conclusion naturelle qui en découle, c'est que les deux *éclatants flambeaux* en question ne sont pas, à la rigueur, indispensables pour cela. Je ne voudrais pas, assurément, tirer de ce fait une conséquence aussi absolue et nier l'utilité de l'anatomie, ni même celle de la statistique, si la statistique savait se borner dans sa sphère légitime, savoir : rien de plus que de fixer l'état de certains faits de nature à être exprimés par des chiffres (2); j'ai voulu seulement montrer que les prémisses que pose quelquefois M. Bouillaud pourraient le conduire plus loin qu'il ne lui conviendrait d'aller.

M. Bouillaud tance vertement Pinel qui s'était permis de dire que Sydenham pourrait bien avoir quelque peu abusé de la saignée, notamment dans la pleurésie. « Pinel »ignorait, s'écrie-t-il fièrement, que ce qu'il condamnait

---

(1) Fréd. Bérard, *Applic. de l'anat. à la méd. prat.* in *Mal. chron.* de Dumas, II. 423. Paris, 1824.

(2) C'est à tort que l'on confond souvent le calcul des probabilités avec la statistique : celle-ci diffère du premier comme une simple affirmation diffère d'un raisonnement compliqué. Mais nous aurons l'occasion de revenir en détail sur ce sujet si complaisamment traité par M. Bouillaud.

»dans Sydenham était *peut-être* son plus beau titre à la
»reconnaissance de l'humanité (*peut-être* est ici un euphé-
»misme par modestie); il ignorait qu'un jour viendrait où
»la méthode de Sydenham, poussée plus loin qu'il n'avait
»osé le faire *de son temps* (*de son temps* est curieux) devait
»donner des résultats tels, que la mortalité dans les ma-
»ladies aiguës de l'espèce de la pleurésie (1) diminuerait
»de moitié, comme nous l'avons prouvé... et comme nous
»le prouverons encore... »

Ainsi donc, nous voilà bien avertis, si Sydenham a été
un grand médecin, c'est qu'il a beaucoup saigné, et il
eût été bien plus grand encore s'il eût saigné davantage.
Ce n'est pas plus difficile que cela! On peut penser dès-
lors quelle est la taille de M. Bouillaud, auprès duquel
Léonard Botalli et ses *lanio-doctores* n'eussent été que de
méticuleux *saigneurs!*

M. Bouillaud termine son article sur Sydenham en lui
adressant le singulier reproche d'avoir recommandé de
modifier la pratique suivant la diversité des constitutions
médicales régnantes.

M. Bouillaud traite Boërhaave avec beaucoup d'égards,
et cela se conçoit vu l'analogie des idées. « Accuser
»Boërhaave, dit-il, d'avoir appliqué les sciences physiques
»et mathématiques à la médecine, c'est, *en principe,* le fait
»d'une bien mauvaise logique. » Ce n'est pas pour les avoir
appliquées, mais pour les avoir *mal* appliquées, qu'il faudrait attaquer Boërhaave. Disons avec Baglivi : *Subti-
liori physico subtilior natura est*, et voyons le jugement
que M. Bouillaud porte sur Stahl, qu'il appelle le créateur
de l'Animisme.

---

(1) Nous verrons que M. Bouillaud place dans la catégorie des
inflammations presque toutes les maladies aiguës, mais surtout
les fièvres dites *typhoïdes*, quels qu'en soient le caractère et la
forme.

Sans doute, il serait facile de trouver les idées fondamentales de l'hypothèse de Stahl chez les écrivains antérieurs à l'illustre médecin de Halle, tels que Sennert (1),
J.-C. Scaliger (2), Swammerdam (3), Claude Perrault (4),
et quelques autres. Toutefois, comme Stahl est le premier
qui ait fait de l'animisme un corps régulier de doctrine
bien complet et bien harmonieux, c'est à lui que l'honneur en revient de droit.

Après avoir cité le passage de Bichat (5) où celui-ci
loue Stahl d'avoir « senti la discordance des lois physi-
»ques avec les lois vitales », M. Bouillaud s'écrie avec humeur : « *Nous pensons* qu'il y a quelque chose à rabattre
»des éloges accordés à l'auteur de la *Vraie théorie de la*
»*médecine*. En effet, dans ce livre si vanté, on trouve une
»foule de propositions qui sont en flagrante contradiction
»avec les principes d'une *saine* philosophie médicale. »
Comme M. Bouillaud entend parler de la sienne apparemment, je n'ai garde de le contredire.

Ce qui le choque le plus, c'est le peu de cas que Stahl
faisait en médecine de la physique, de la chimie et *même
de l'anatomie*. C'est que du temps de Stahl, et à côté de
lui, il y avait des Bouillaud qui avaient nom Frédéric
Hoffmann ou Boërhaave, et qui avaient poussé jusqu'à
l'absurde l'application de ces sciences à la nôtre. Du
reste, et malgré les entraînements de la polémique, Stahl
n'a condamné que l'abus de l'anatomie, de même que
cette niaise contemplation des infiniment petits anatomiques où se complaisaient alors certains médecins qui

---

(1) *Hypomnemata physica*. Francfort, 1635, in-8º.
(2) *Exercitat. contrà Cardan*. Paris, 1607, in-8º.
(3) *Biblia naturæ*. Leyde, 1737, 2 vol. in-fol.
(4) *Essais de Physique*. Paris, 1680, 3 vol. in-12.
(5) Introd. de l'*Anat. générale*.

n'ont eu que trop d'imitateurs. C'est ce qui résulte d'un grand nombre de passages de son principal ouvrage dog- matique (1). « La vraie théorie médicale, dit-il, s'occupe »de l'étude des mouvements vitaux, mais elle s'inquiète »fort peu de la théorie physique, de la figure des atomes, »de la proportion des éléments inertes et de la *structure* »*des organes.* » Ce dernier mot est un peu trop absolu, as- surément, et M. Bouillaud a raison de le relever; mais il faut s'attacher à l'esprit d'une doctrine et ne pas trop s'arrêter à la lettre. On verra alors que Stahl n'a d'autre but ici que de ramener le médecin dans la sphère des faits qui lui sont propres et constituent son indépendance, — chose dont le louent Bichat et Cabanis qui ne sauraient être suspectés de spiritualisme superstitieux (2). La théo- rie médicale n'a que faire de la théorie physique, surtout des pratiques qui ne sont pas en harmonie avec l'obser- vation qui lui est propre; mais elle accepte avec recon- naissance les services que peuvent lui rendre les sciences physiques, en ce qui touche aux faits de cet ordre qui se trouvent parmi ceux du système vivant. Seulement elle tient à garder son rang, et ne veut pas s'exposer à une mésalliance dont les produits seraient d'une légitimité contestable.

M. Bouillaud clôt son article sur ou plutôt contre Stahl par ces superbes paroles : « *Mais c'est trop s'arrêter sur* »*ces stériles et oiseuses discussions.* »

Comme ce langage sied bien quand il s'agit d'un des plus beaux génies dont s'honore la médecine (3), du plus grand médecin qui ait vécu depuis Hippocrate (4)!

(1) *Theorica medica vera*, p. 45, 50, 55, etc. Halle, 1708, in-4°.
(2) Bichat, l. c. — Cabanis, *Révolut. de la méd.*, chap. II, § xi.
(3) Bordeu, *OEuvres*, 224.
(4) Cabanis, l. c. p. 126, éd. Didot des *OEuvres compl.* Paris, 1823, tom. I.

On se fait en général une fausse idée du système de Stahl. On croit communément que ce grand homme a procédé de plein saut et *à priori* à la création de son hypothèse de l'âme, d'où il serait descendu successivement pour en déduire la connaissance des phénomènes de l'homme vivant.

C'est le contraire qui est la vérité. Stahl a d'abord étudié profondément ces phénomènes, les a examinés dans toute leur étendue et sous toutes leurs faces, dans leurs rapports mutuels, dans leur succession et leur génération naturelle; il les a décrits avec une netteté, une exactitude incomparables, a montré leurs profondes, leurs radicales différences avec les phénomènes physiques, et a tracé entre les uns et les autres une ligne de démarcation telle, qu'il ruina de fond en comble les théories mécaniciennes. Barthez, qui, ce me semble. n'a pas pleinement rendu justice aux travaux éminents de Stahl, trouva cette réfutation si complète, si péremptoire, qu'il n'eut rien à y ajouter (1). Sous le rapport que je viens de signaler, on voit que la méthode suivie par Stahl ne diffère pas de celle qu'adopta après lui le célèbre auteur des *Nouveaux éléments de la science de l'homme.*

On pourrait dire avec M. Dezeimeris que, Stahl trouvant l'âme intellectuelle admise de son temps à peu près par tout le monde, ou peut-être aussi, comme le prétend Cabanis, craignant les persécutions théologiques s'il faisait autrement (2) —, il était assez naturel qu'il trouvât en elle ce principe substantiel dont il croyait avoir besoin pour couronner le faîte de sa doctrine. « Sans doute, con-

---

(1) Lordat, *Exposit. de la doctrine de Barthez.*

(2) Ce qui faillit d'arriver à Barthez au sujet de la publication des *Nouveaux éléments*, semblerait justifier jusqu'à un certain point la supposition de Cabanis. (V. Lordat, l. c. p. 279 et suiv.)

»tinue le savant bibliothécaire de la **Faculté de Paris**,
»l'induction de Stahl est illégitime. Il s'est perdu dans les
»erreurs des animistes, mais il ne s'est point trompé comme
»eux. Qu'on ôte aux pneumatistes leur air igné, leur doc-
»trine coule de fond en comble et l'on ne trouve pas même
»de débris à recueillir. Qu'on enlève son âme à Stahl, le
»plan et le couronnement de son édifice sont mutilés, mais
»celui-ci reste élevé sur les fondements les plus solides (1).»

Je n'ai rien à ajouter à ce jugement plein de finesse et
de sagacité; mais, dussé-je m'exposer à une digression,
je veux présenter encore quelques considérations au sujet
de cette belle théorie de Stahl, pour laquelle j'ai toujours
éprouvé un penchant, une prédilection singulière. Je
n'ignore pas tout ce qu'on peut lui reprocher avec justice
et ne me fais aucunement illusion sur sa véritable valeur;
mais j'en dirais volontiers, si cela m'était permis, ce que
le Misanthrope dit de Célimène :

« L'amour que je ressens pour cette jeune veuve
»Ne ferme point mes yeux aux défauts qu'on lui *treuve*...
....
»Mais avec tout cela, quoi que je puisse faire,
»Je confesse mon faible, elle a l'art de me plaire. »

Laissez-moi donc, Messieurs, vous en parler un peu
plus. Je serai bref; la vie est courte.

Le système de Stahl s'accorde merveilleusement avec
cette sublime définition de Platon : *L'homme est un esprit
qui se sert d'un corps et qui lui commande* (1). Il faut con-

---

(1) *Dict. hist. de la méd.* IV. 205. Pour bien comprendre la
pensée de M. Dezeimeris, il est bon de savoir qu'il entend par
animisme toute doctrine physiologique qui, pour expliquer les
phénomènes de la vie, fait intervenir dans les corps organisés,
considérés comme inertes, un principe d'action existant par lui-
même et chargé de les animer (*Dict. de méd.* en 30 vol. III. 165,
2e édit.). Cette définition me paraît un peu trop large.

(2) *Premier Alcibiade.* Ce dialogue, quoiqu'un peu faible au dire

venir toutefois qu'elle ne vaut pas celle qu'on trouve chez maint naturaliste, à savoir : que l'homme est *un mammifère voisin du singe et de la chauve-souris.* Comme cela vous rehausse la dignité de l'espèce humaine! Entre le singe et la chauve-souris! Peste! Comme on est tenté de s'écrier avec la chanson :

> « Quel honneur !
> » Quel honheur !
> » Ah! monsieur *le sénateur*,
> » Je suis votre humble serviteur!... »

Bonald a dit : *L'homme est une intelligence servie par des organes,* — et cette définition a été très-admirée et elle le méritait jusqu'à un certain point. Je dis jusqu'à un certain point, parce que, d'après cela, il semblerait que l'intelligence est passive et les organes actifs, ce qui ne saurait être. De plus, l'homme n'est pas seulement un être intelligent, il est aussi et surtout un être moral et libre, ce que Bonald ne dit pas.

Le stahlianisme *explique* très-bien la préexistence de la vie à l'organisation dans l'évolution embryonnaire, fait écrasant pour le matérialisme, si le matérialisme pouvait soutenir la discussion. Sans admettre précisément avec Stahl que l'âme se *fabrique* à elle-même le corps avec lequel elle doit s'unir, il n'en est pas moins évident que le corps n'étant qu'un système d'instruments ou de moyens créés et disposés en vue d'un but qui est la vie, — il est souverainement absurde d'en faire la cause de cette vie elle-même.

Aucune théorie ne rend mieux compte que celle de Stahl de l'harmonieuse unité des fonctions vitales, de cette *conspiration* universelle des parties qui a fait l'admiration

---

des connaisseurs qui hésitent même à le croire de Platon, n'en contient pas moins une fort belle démonstration de cette vérité morale.

des plus grands penseurs et l'objet le plus élevé de leurs méditations; de cette conservation merveilleuse du moi et de son identité permanente au milieu du renouvellement incessant des particules matérielles qui composent le corps de l'homme, — autre fait non moins concluant et dont lord Brougham a tiré un admirable parti pour la démonstration de l'immatérialité et de l'immortalité de l'âme (1). — Qui pourrait méconnaître une action intelligente dans ce qu'on appelle les efforts de la nature médicatrice; dans ces maladies qui surviennent après que l'économie a été long-temps soumise à des influences malfaisantes ou délétères, et qui sont suivies du rétablissement complet de l'ordre, et même d'une vigueur, d'une énergie fonctionnelle inaccoutumées; — dans l'expulsion, si savante parfois, des corps étrangers qui en troublent l'harmonie, leur dissolution chimique, leur absorption, leur *emprisonnement cellulaire*, etc. ; dans l'épaississement de la plèvre et du péritoine lors de l'existence d'abcès aux parois thoraciques et abdominales; — et tant d'autres faits du même genre et plus merveilleux encore peut-être, dont l'énonciation nous mènerait trop loin?

On a objecté contre cette théorie que l'âme n'agissait pas toujours avec intelligence et en vue de la conservation du corps; que la fièvre amenait souvent des congestions viscérales dangereuses; bref, on a produit à Stahl l'énumération facile des circonstances où les efforts médicateurs ont produit des inflammations, des hémorrhagies, des gangrènes... et la mort.

Stahl aurait pu répondre à cela que, dans le domaine des faits intellectuels et moraux où la souveraineté de

---

(1) *A discourse on natural theology showing the nature and the advantages of the study.* In-8°. London , 1835. Voy. une excellente analyse de ce livre dans *Edinburgh review* , *january*, 1837.

l'âme n'est contestée de personne, on ne voyait que trop de faits analogues, et il aurait pu dérouler l'immense chapitre des passions et des vices.

Stahl a fait une autre réponse. — Il a dit que l'âme avait perdu sa domination absolue sur le corps par suite de la chute du premier homme, du péché originel, puisqu'il faut l'appeler par son nom.

Cette réponse a été accueillie par un éclat de rire homérique — ἄσβεστος ἐνῶρτο γέλως —, et les plus indulgents de nos esprits forts l'ont regardée comme une échappatoire (1) indigne d'un génie aussi éminent.

Sans vouloir précisément défendre cette opinion, je veux essayer de montrer qu'elle ne méritait pas le dédain avec lequel on l'a traitée.

D'abord, cette opinion était celle d'un grand nombre de philosophes de l'antiquité (2), et surtout de saint Augustin, qui rapporte des faits dont il a été témoin et d'où il résulte que certains hommes ont conservé la faculté d'agir sur les fonctions nutritives : « J'ai vu, dit-il, un »homme qui transpirait à volonté, et c'est un fait connu »que des personnes ont des larmes à leur gré et des larmes »abondantes (3). » L'illustre philosophe Kant dit avoir expérimenté sur lui-même à plusieurs reprises que l'homme peut maîtriser certaines sensations morbides (4). Tout le monde connaît l'histoire de cette dame qui, pour ne pas inspirer de l'éloignement à son mari, parvint à vaincre et à dissiper des attaques fréquentes d'hystérie auxquelles elle était sujette. J'ai vu moi-même un fait de ce genre.

---

(1) *Dict. des sc. méd.* LII. 444.

(2) Platon : *Timée*, trad. Cousin, XII. 197 ; *Cratyle*, XI. 49 ; *les Lois* (X^e liv.), VIII. 211.—Aristote : *De l'âme*, liv. II, chap. III. —Plotin : *Ennead.* 4. liv. III, ch. xxii et xxiii.

(3) *De civit. Dei.* Lib. XIV, cap. XXIV.

(4) *Streit der facultœten.* Kœnigsberg. 1798. p. 165 et suiv.

Un de mes parents eut la fantaisie de voir faire une opération chirurgicale; il alla à l'hôpital Saint-Eloi où Delpech devait tailler un calculeux. L'opération commencée,
le patient pousse des cris lamentables et incessants : mon
curieux pâlit d'abord., puis, n'y pouvant plus tenir, il
s'échappe en toute hâte et court chez lui. Il traverse la
ville dans toute son étendue, et, rendu chez lui, place
de la Saunerie, il tombe évanoui. — Il est clair qu'il
s'était retenu pendant tout le temps nécessaire à ce long
trajet, et qu'il se fût évanoui bien plus tôt si la maison
eût été plus voisine. — M. Kluge rapporte avoir vu des
hommes doués d'assez d'énergie morale pour faire jaillir
à volonté un exanthème roséolique sur une partie du
corps désignée d'avance (1), d'autres qui faisaient mouvoir l'iris, etc.

Ecoutons encore l'évêque d'Hippone : « Voici un phé-
»nomène beaucoup plus incroyable et sur lequel je pour-
»rais invoquer le récent souvenir de la plupart de nos
»frères. C'était un prêtre de l'église de Calama, nommé
»Restitutus. Toutes les fois qu'il voulait (et la curiosité
»venait le solliciter souvent), aux accents imités de cer-
»taines voix plaintives, il se dépouillait de toute sensibi-
»lité et demeurait gisant; on l'eût cru mort. Aiguillon,
»piqûre, brûlure même, il ne sentait rien qu'au sortir de
»cette léthargie. Et la preuve que, sans aucun effort, son
»insensibilité seule le rendait immobile, c'est que la respi-
»ration lui manquait comme après la mort. Cependant, si
»on parlait sur un ton très-élevé, il lui semblait, disait-il,
»entendre des voix lointaines » (*l. c.*).

Ce fait-là, comme on voit, a la plus grande analogie
avec celui qui a été rapporté par Cheyne (2), du colonel

_____

(1) *Versuch einer darstellung des magnestismus.* Berlin, 1815.
p. 232.

(2) *English malady*, Journal des savants, juillet 1746.

Townshend , trop connu pour être reproduit ici. Je n'ignore pas que Barthez a eu l'air de la révoquer en doute (1); mais, indépendamment des preuves testimoniales qui en établissent l'authenticité d'une manière satisfaisante, on en connaît d'autres du même genre qui ne laissent rien à désirer sous ce rapport. On en trouve, entre autres, un des plus curieux dans un recueil très-répandu (2) et qui a eu pour témoins des hommes très-recommandables , notamment le général Ventura , venu à Paris il y a quelques années et qui l'a raconté à qui a voulu l'entendre. Il s'agit d'un fakir indien qui se faisait enterrer vivant, et après plusieurs mois, dix mois même dans un cas , revenait parfaitement à la vie.

Je pourrais multiplier les faits de cette nature, la grande Physiologie de Haller m'en fournirait au besoin un grand nombre; mais j'aime mieux rapporter la conclusion de saint Augustin : « Si donc, dit-il (*l. c.*), jusque »dans les liens de cette chair corruptible et parmi les »cruelles épreuves de cette vie, quelques hommes ont »assez d'empire sur leur corps pour obtenir de lui une »obéissance presque surnaturelle, pourquoi ne croirions-»nous pas qu'avant le crime de la révolte et la corruption »qui en est le châtiment, il lui eût été possible de servir »la volonté pour perpétuer sans honte les générations hu-»maines? L'homme est donc abandonné à lui-même pour »avoir abandonné Dieu par complaisance en lui-même, et »cette obéissance qu'il refuse à Dieu , il se la refuse à lui-

---

(1) *Sc. de l'homme*, I. notes, p. 76. Barthez n'aurait-il pas obéi, sans le savoir, à une tendance pareille à celle qui a porté Bichat à exagérer la distinction entre les vies *organique* et *animale ?* Sans manquer de respect pour notre illustre chancelier, je serais assez disposé à le croire.

(2) *Magasin pittoresque*, année 1842, p. 405.

»même. Et de là toute l'évidence de sa misère, car il ne
»vit pas comme il veut. »

Mais je vois déjà maint lecteur sourire et se dire qu'a-
près tout saint Augustin, en parlant ainsi, faisait son
métier d'évêque, et puis que tout cela est bien vieux aujourd'hui.

Eh bien ! voici ce que je lis dans un éloge de Blaise
Pascal, couronné par l'Institut le 30 juin 1842 :

« Sur la chute et la réparation roulent tous les événe-
»ments du monde. *Avec elles, ils s'expliquent d'une manière*
»*aussi certaine*, quoique moins détaillée, *que les mouvements*
»*des astres avec l'attraction et les lois de Kepler*. La chute
»produit l'ignorance de Dieu, de nous-mêmes, de l'uni-
»vers; et avec elle le polythéisme, l'idolâtrie et la des-
»truction de l'individu dans la société antique, qui ne lui
»reconnaît rien de naturellement propre. La réparation
»ramène l'adoration d'un Dieu spirituel, unique, la con-
»naissance de ce que nous sommes, et à l'aide de la théo-
»cratie monacale du moyen-âge, démolissant les institu-
»tions des anciens états, elle rétablit l'individu et en même
»temps suscite la connaissance de l'univers. Par les idées
»générales qui constituent son essence pensante, l'homme
»doit être intérieurement et immédiatement uni aux idées
»supérieures et éternelles qui constituent l'essence divine.
»Cette union est-elle pleine comme à l'origine, l'homme
»est dans sa puissance. Vient-elle à se rompre par la
»chute, l'homme est dégradé. Se renoue-t-elle par la ré-
»paration, l'homme se relève, et, à mesure qu'elle se
»resserre, il est sans cesse en progrès. De ces révolutions
»intérieures qui précipitent ou qui rétablissent, viennent
»les révolutions analogues des choses humaines (1). »

---

(1) *Eloge de Pascal* par M. Bordas-Demoulin, en tête des *Pro-*
vinciales, édit. Didot, 1842. Note 8, p. LVIII.

« Dans l'homme et hors de l'homme , dit Pascal , par-
»tout est la marque d'un Dieu perdu. » Idée rendue ainsi
par Lamartine :

« L'homme est un Dieu tombé qui se souvient des cieux ! »

Cette doctrine de la chute, qui doit paraître fort étrange
à une certaine classe de lecteurs, a été exposée, développée et soutenue, avec un immense talent, par M. Bordas-
Demoulin dans son *Cartésianisme*, ainsi que par M. Huet
de Gand, dans la belle introduction qu'il a jointe à ce remarquable ouvrage. M. Sales-Girons, dans un livre ori-
ginal publié depuis peu (1), en a fait une spirituelle et
ingénieuse application à la pathogénie ; et M. Pidoux ,
dont les travaux de philosophie médicale ont produit une
grande sensation dans le monde scientifique, prépare
en ce moment un traité de pathologie entièrement basé
sur cette doctrine.

Les personnes qui trouveraient ceci un peu trop empreint de couleur théologique , pourront consulter les
écrits de MM. Buchez, Lamennais, Michelet, Louis
Blanc(*Révol. franç.*, t. I.), etc., pour voir le rôle immense
qu'ont joué et que sont appelées à jouer encore les questions théologiques dans les choses humaines. Le temps
n'est plus où les savants croyaient pouvoir se passer de
Dieu et le destituer tout simplement du gouvernement
du monde. Sans doute, on ne doit pas oublier le précepte
du poète latin et faire intervenir Dieu sans nécessité,
c'est-à-dire dans les faits du libre arbitre humain. Mais il
faut aussi ne pas perdre de vue cette belle parole de
Pascal : « que ceux qui savent les principes de la religion
»peuvent rendre raison, et de toute la nature de l'homme
»en particulier, et de toute la conduite du monde en gé-

---

(1) *La phthisie traitée par les fumigations de goudron*, p. 60 et
suiv. 1846.

»néral. » Ce que van Helmont avait dit d'un mot : *Nulla scientia nisi de sursùm.*

Pour revenir à Stahl, on voit que l'objection qu'on lui a faite — que l'âme n'a pas la conscience des mouvements vitaux et ne peut pas agir sur eux par la volonté — n'est pas absolue et sans exception. Et le fût-elle, qu'il y aurait encore lieu de se demander si l'organisme humain, vivifié par une âme immortelle, peut être entièrement assimilé à celui des animaux ou des végétaux, même au point de vue exclusivement vital, et si la présence de cet esprit n'agit pas profondément sur l'appareil instrumental qui sert à la manifestation de ses facultés. Je me borne à poser cette question, laissant à de plus habiles le soin de la résoudre.

Ce qu'on pourrait peut-être reprocher à Stahl, c'est d'avoir, à l'exemple de son maître Descartes, en faisant une part aussi grande à l'âme dans les fonctions de la vie, réduit le corps à un pur mécanisme. On sait que Descartes n'hésita pas devant cette conclusion hardie, et voilà le point par où se touchent les animistes et les mécaniciens, et comment M. Bouillaud est plus animiste qu'il ne le pense.

Quant à présent, et bien que j'espère avec Barthez qu'un jour viendra où le double dynamisme admis par lui se confondra harmonieusement dans un principe unique et supérieur, — je crois qu'il est prudent de s'en tenir à la synthèse de notre illustre chancelier.

Recevez, Messieurs les Rédacteurs, l'assurance de ma considération la plus distinguée.

Dr LASSALVY, de Cette.

Deuxième Lettre

aux Rédacteurs du Journal de la Société de Médecine-pratique de Montpellier.

—

CRITIQUE MÉDICALE.

—

M. BOUILLAUD.

❧

Messieurs les Rédacteurs,

Ceux de vos lecteurs qui ont bien voulu prendre la peine de me suivre, doivent savoir déjà leur Bouillaud par cœur ; toutefois, ils n'apprendront peut-être pas sans surprise qu'aux yeux de notre auteur les deux plus grands médecins du xviiie siècle sont — Haller et Morgagni !

Haller un grand médecin ! qui s'en serait douté ! Ce n'est pas lui assurément, et s'il lui était donné de se faire entendre de ses maladroits admirateurs, il me semble qu'il leur parlerait à peu près ainsi : « Non, Messieurs, (car l'illustre vieillard était aussi modeste que savant), je ne fus pas un grand médecin ; je n'eus jamais, je ne pouvais pas avoir cette prétention. Ma vie fut très-laborieuse sans doute, et je me flatte qu'une bonne partie de mes

5

travaux a pu contribuer au perfectionnement de la science
de l'homme, par la consciencieuse exactitude et la précision rigoureuse que j'imprimai à mes recherches d'anatomie et de physiologie élémentaire ou organique. Mais,
je le reconnais aujourd'hui, la sensibilité, l'irritabilité,
la force élastique morte auxquelles je bornai les facultés
vitales, pas plus que toutes celles qu'on a inventées depuis, ne sauraient rendre compte de cette puissance active qui enchaîne et relie toutes les fonctions de la vie
dans une harmonieuse unité. Par-delà cette physiologie
extérieure et visible, il en est une plus importante et
plus cachée, dont la première n'est que l'écorce, et c'est
celle-là que j'ai eu le tort de négliger. Malgré son obscu-
rité, elle n'est pas inaccessible à l'esprit humain, et bien
des médecins venus avant et après moi y ont fait de glo-
rieuses trouées. Quant à mes travaux de médecine proprement dits, ils se réduisent à peu de chose. Les *Insti-
tuts* de Boërhaave, que j'éditai dans ma jeunesse, sont un
ouvrage d'érudition plutôt que de pratique, et d'ailleurs
le mécanicisme du maître y respire à chaque ligne. J'ai
publié une *Bibliothèque de médecine pratique*, mais c'est
encore là un travail de bibliographie érudite et patiente,
où, du reste, je fus largement aidé par ceux de mes élèves dont j'avais fait mes collaborateurs. — Je n'ai pas, je
l'avoue, assez pratiqué la médecine, ni assez médité sur
ses dogmes spéciaux pour avoir possédé pleinement cette
science, à plus forte raison pour lui avoir rendu des services pareils à ceux qu'elle doit à plusieurs de mes contemporains ou prédécesseurs immédiats, notamment
Stahl, à qui je n'ai pas assez rendu justice. »

Haller est le premier, dit M. Bouillaud, qui ait donné
à la physiologie la forme expérimentale adoptée dans
l'étude des *autres* sciences physiques. — Haller n'est pas
le premier qui ait cherché à éclairer quelques points de

la physiologie des organes par des *expériments* sur les animaux ou des vivisections. On en trouve un certain nombre dans le beau traité de Galien *de Usu partium*; quelques-uns même feraient honneur aux plus habiles et aux plus ingénieux expérimentateurs de notre siècle. Mais, sans remonter si haut, on peut citer Guillaume Harvey et ses belles démonstrations de la circulation du sang, ainsi que ses belles recherches sur la génération, exécutées dans le parc de Windsor, dont les animaux avaient été mis généreusement à sa disposition par son royal client, Charles Ier. Cependant, il est juste de le dire, Haller fut celui qui fit l'usage le plus général de cette méthode d'observation (à laquelle il dut bien des erreurs), et on peut le regarder comme le précurseur et le père de tous nos *canicides* — comme les appelait avec humeur le professeur Fages, et même Broussais (1) — dont M. Magendie est aujourd'hui le plus intrépide représentant.

D'après l'idée singulière de M. Bouillaud, à savoir : que la médecine n'est qu'une branche de la physique, il conclut que l'expérimentation est la voie la plus courte et la plus sûre pour arriver à la découverte des vérités médicales. *Interroger* la nature est, j'en conviens, plus expéditif que de *l'écouter* et d'attendre patiemment qu'elle veuille bien s'expliquer elle-même. Mais, si cette méthode est excellente en physique ou en chimie, où l'on peut faire naître et disposer à son gré tous les éléments et toutes les conditions de l'expériment, en est-il de même en médecine où cette possibilité est radicalement nulle dans l'immense majorité des cas?

---

(1) Voir une lettre curieuse de Broussais reproduite par les *Études sur l'homme dans l'état de santé et dans l'état de maladie*, de M. Réveillé-Parise. Paris, 1845. II. 258 et sq.

M. Bouillaud ne s'embarrasse pas pour si peu, et s'il ne peut pas expérimenter sur l'homme, il le fait sur les animaux. Fort bien : mais indépendamment des cas si nombreux où les tentatives de ce genre faites sur l'homme lui-même ne prouveraient rien, si elles étaient possibles, la manière d'agir de M. Bouillaud suppose résolue affirmativement la question de l'identité du dynamisme humain et du dynamisme bestial ; et ici se dresse de toute sa hauteur le formidable dilemme de M. le professeur Lordat : « Ou la sensibilité des animaux est pareille à la »nôtre, et alors vous commettez un fratricide ; ou bien »elle est différente, et dans ce cas vos expériences ne »prouvent rien (1). »

Quelque vigoureuse que soit, en apparence, cette argumentation, je crois que notre illustre maître s'est laissé un peu trop emporter à l'humeur, bien excusable après tout, que lui donnent nos mécaniciens modernes. La différence qui sépare l'homme de la bête est immense sans doute, et ce n'est pas moi qui voudrais la nier ni l'amoindrir ; toutefois, il existe entre l'un et l'autre des analogies qu'il est impossible de méconnaître sous le rapport du mécanisme, de la physiologie des organes et des fonctions qui sont communes à l'homme et aux animaux. Les vivisections et, en général, les recherches d'anatomie et de physiologie comparées, peuvent avoir et ont en effet leur utilité relative, pourvu qu'on en use sobrement et, comme on dit au palais, à titre de renseignement. J'ai parlé tout-à-l'heure des expérimentations de Harvey pour démontrer la circulation du sang, et de celles qu'il fit pour étudier la phénoménologie de la génération. Ce sont là des travaux estimables, parfaitement bien conçus et dont on a pu déduire des conséquences légitimes et avan-

(1) *Insénescence du sens intime*, 225.

tageuses pour la science de l'homme. Je pourrais y joindre une partie de celles de Haller lui-même, quelques-
unes de celles de Bichat, et même de M. Magendie, malgré
ses déplorables tendances mécaniciennes.

Quant à Morgagni, il n'était guère plus médecin que
Haller. Consultez tous les biographes, ils vous diront que
Morgagni passa sa vie tout entière à des travaux d'anatomie, normale ou pathologique, peu importe, l'une n'est
pas plus la médecine que l'autre. Dans les six in-folio qui
composent ses œuvres complètes (édit. de Venise, 1762),
je ne trouve qu'un mince volume sur la médecine proprement dite *(Nova institutionum idea)* qui n'a du nouveau que sur son titre ; le reste se réduit à des banalités
scholastiques sans originalité ni profondeur. Ses autres
ouvrages n'ont trait qu'à l'anatomie, à quelques points
curieux de bibliographie, de biographie, d'archéolo-
gie, etc.

Mais, me dira M. Bouillaud, l'immortel ouvrage *de
Sedibus et Causis,* qu'en pensez-vous ? — Mais je pense que
c'est un livre curieux, instructif, intéressant, et même
aussi amusant que puisse l'être un *sepulcretum* ou cime-
tière en dix volumes, par suite de l'immense érudition de
l'auteur et de sa bonhomie charmante, quoiqu'un peu
prolixe et même parolière ; qu'on y trouve une riche et
précieuse collection de faits propres à montrer sous toutes
leurs faces les désordres, les dégradations diverses et sans
nombre que peut subir notre pauvre machine sous l'influence des maladies. Mais je pense aussi que ce n'est pas
là toute la médecine ni même la partie la plus importante
d'icelle.

Je ne veux pas traiter incidemment l'immense question
de la valeur réelle de l'anatomie pathologique dont personne ne conteste les avantages, et qui n'a que le malheur
d'avoir des admirateurs irréfléchis. Je me contenterai de

faire quelques réflexions , le sujet devant se représenter plus d'une fois dans le cours de ces causeries.

D'abord , le titre de cet ouvrage est doublement faux : 1° parce que les maladies n'ont pas plus de siége que la vie dont elles ne sont que des modes (1) ; 2° parce que les véritables causes des maladies, celles qu'il importe le plus au praticien de connaître , celles enfin sur lesquelles reposent essentiellement les sources d'indications curatives , ne sont pas les causes prochaines , internes , cachées, les seules que l'anatomie puisse faire connaître,— mais les causes éloignées , externes , manifestes, dont l'action lente mais continue modifie profondément l'organisme , et les causes spécifiques , quand il en existe de telles.

Il y a parfois lésion anatomique sans maladie, ou réciproquement : donc la première n'est pas la cause de l'autre. On trouve souvent à l'autopsie du cerveau, dit Double (2), des épanchements séreux ou sanguinolents, des ramollissements, etc., sur des individus qui n'avaient jamais présenté aucun symptôme de maladie cérébrale. La même chose arrive pour les autres viscères, et tous ceux qui ont fait des autopsies cadavériques ne l'ignorent pas. Voulez-vous encore un témoignage plus compétent et moins suspect, écoutez M. Cruveilhier : « Plus j'étudie »l'homme malade et plus je suis convaincu que tous les »désordres fonctionnels que présentent les lésions organi- »ques les plus graves , soit aiguës, soit chroniques, peu- »vent également se rencontrer sans ces lésions. » Et M. Cruveilhier cite l'apoplexie sanguine et l'apoplexie nerveuse, le délire arachnoïtique et le délire nerveux , l'épi-

(1) **Grimaud**, *Cours de fièvres*, chap. IV, édit. Demorcy-Delettre, p. 70, tome Ier.

(2) *Séméiologie générale*, I, 55 et sq.

lepsie organique et l'épilepsie essentielle, l'asthme symptomatique et l'asthme nerveux, etc., etc. « Il n'est pas,
»ajoute-t-il, jusqu'aux maladies les plus organiques, la
»phthisie, le cancer de l'estomac, l'entérite, qui ne trou-
»vent leurs homologues dans des maladies purement ner-
»veuses (1). » Quel est, en effet, le praticien qui n'a vu
cent et cent fois des cas de ce genre ? Moi-même, j'ai été
témoin, il n'y a pas long-temps, d'un cas de croup parfaitement caractérisé par tous les symptômes assignés à
cette cruelle affection, sauf les fausses membranes qui
faisaient entièrement défaut. Les vomissements les plus
répétés ne purent en faire rendre la plus minime parcelle
au petit malade qui, par parenthèse, guérit parfaitement
sous l'influence de cette médication énergique. Angine
striduleuse, dira-t-on ; soit : le nom ne fait rien à l'affaire ;
nous verrons plus loin ce que vaut une pareille objection.

En attendant, et pour nous résumer, disons à M.
Bouillaud avec quelqu'un de sa connaissance : « Tous les
»traités d'anatomie pathologique n'ont concouru presque
»en rien à l'avancement de la médecine pratique. » Qui
donc a proféré ce blasphème contre la médecine exacte ?
M. Broussais en personne, ni plus ni moins (2).

Pour revenir à Morgagni, le savant anatomiste italien
ne se faisait pas illusion sur la portée scientifique de son
laborieux recueil. « Je ne tiens, dit-il, qu'aux observa-

---

(1) *Dict. de méd. et de chir. prat.* II. 368, art. *Anatomie pathologique.* Ce travail, excellent de tous points, forme un contraste
assez singulier dans un recueil écrit tout entier au point de vue
de l'organicisme le plus exclusif. Il n'est pas aussi dépaysé dans
l'*Encyclopédie catholique* qui comptait M. Cruveilhier au nombre
de ses collaborateurs, avant la fusion de cette entreprise dans
l'*Encyclopédie* de M. de Genoude.

(2) *Examen des doctr.*, 3ᵉ édit. IV. 91.

»tions ; le reste, approuvez-le, ne l'approuvez pas, je ne
»m'y oppose pas plus que s'il ne m'appartenait pas (1). »
C'est dire assez clairement qu'il n'a fait que recueillir
des faits, et « les faits de la médecine — c'est M. Bouil-
»laud qui le dit avec non moins d'esprit que de raison—ne
»vont pas *seuls et comme d'eux-mêmes* se ranger dans un
»ordre voulu, et constituer un édifice médical régulier,
»ainsi qu'on voyait autrefois, au son de la lyre d'Amphion,
»s'élever des maisons et des villes entières (p. 126). » Il
faut donc que les faits soient vivifiés par la pensée pour
avoir une signification scientifique ou réelle : or, nous
voudrions bien que M. Bouillaud nous dit quelle est l'idée
première, pivotale, sur laquelle s'appuient et se meuvent
ceux qui se trouvent dans l'immense ossuaire de Morgagni !

M. Bouillaud enrôle sans façon Rœderer et Wagler,
ainsi que Sarcone, sous le drapeau des *localisateurs* des
fièvres essentielles, parce que, dans les épidémies de
Gœttingue et de Naples, ces praticiens ont trouvé des
rougeurs, des *aphthes*, des *excoriations*, des *ulcérations*,
des *dénudations*... de la membrane muqueuse intestinale,
et du gonflement dans les ganglions mésentériques chez
un certain nombre de malades qui succombèrent. Certes,
personne ne s'avisera d'arguer de faux le témoignage des
savants et consciencieux médecins dont il s'agit ici, et je
suis convaincu, quant à moi, qu'ils disent la vérité sur
ce point comme sur les autres. Il y a plus : pour peu que
cela fasse plaisir à M. Bouillaud, je lui dirai candidement
que ces altérations cadavériques, ou du moins la majeure
partie, sont des preuves formelles et suffisantes d'inflammation, qu'il y a eu par conséquent une phlegmasie intestinale grave chez les malades qui les ont offertes à l'ob-

---

(1) *De sedib. et caus.* Præfat. § 13.

servation nécroscopique. Mais de là à penser et à admettre comme un dogme médical que l'épidémie de Gœttingue ou de Naples, ou toute autre analogue, ou même ce qu'on appelle aujourd'hui la fièvre typhoïde, ne soit autre chose qu'une entérite, qu'une inflammation folliculeuse ou autre de la muqueuse intestinale ; que cette inflammation constitue le fond, l'essence, la cause formelle et suffisante de la maladie, qu'elle en donne l'idée complète, entière, *adéquate;* — voilà ce que je ne puis pas en conscience accorder à M. Bouillaud. Je ne le puis pas:

1° Parce que, dans les cas où les malades meurent dès les premiers jours, et à plus forte raison dès les premières heures, on ne trouve aucune lésion anatomique, intestinale ou autre. Comme on ne saurait disconvenir, même en médecine exacte, qu'une maladie qui tue son homme en quelques heures ne soit plus grave que celle qui le laisse languir sept à huit semaines avant de produire ce résultat, il suivrait, d'après l'idée de M. Bouillaud, qu'ici la cause serait en raison inverse de son effet, ce qui serait une singulière logique.

2° Parce que l'expérience et la raison s'accordent pour nous apprendre qu'il n'est aucune inflammation qui soit de nature à produire une mort presque instantanée, toutes exigeant un temps plus ou moins long pour arriver à leur summum d'intensité. Ce fait là est si clair, si patent, si inniable, que la gastro-entérite incarnée, l'homme-phlegmasie, Broussais enfin, est forcé de l'admettre et est obligé d'aller chercher ailleurs la cause de la mort. « Quels sont, dit-il, les effets de ce miasme (typhique)? »Au plus haut degré d'activité, il agit violemment sur le »système nerveux, et tue en peu d'instants, *sans permettre* »*aucune réaction* (1). »

_____

(1) *Premier Examen.* 1816, p. 109-110.

5° Parce que l'étude des causes extérieures, manifestes, éloignées, qui produisirent les épidémies de Gœttingue et de Naples (misère publique, disette, aliments
insuffisants ou de mauvaise nature, infection de l'air par
des miasmes putrides, émotions morales tristes et débili-
tantes, encombrement, etc.), de même que l'étude des
causes de la fièvre typhoïde, prouve jusqu'à la dernière
évidence que ces causes agissent en modifiant d'une manière profonde, radicale, la totalité du système vivant ;
— ce que confirmeraient au besoin l'examen judicieux
des symptômes et les résultats des méthodes thérapeutiques propres à combattre ces affections.

Nous verrons plus tard le rôle qu'y jouent les lésions
intestinales, quand nous traiterons de cette *olla podrida*
qu'on appelle fièvre typhoïde.

M. Bouillaud salue en passant Avenbrugger, inventeur
de la percussion thoracique. Faisons comme M. Bouillaud,
quoique nous n'attachions probablement ni la même importance, ni la même signification à l'utilité de ce moyen
de diagnostic anatomique.

Mention des plus honorables à de Haën et à Stoll, mais
blâme à ce dernier à cause de sa méthode vomitive dans
les maladies inflammatoires avec symptômes bilieux. M.
Bouillaud ignore apparemment deux choses : la première,
c'est que l'état bilieux et l'état inflammatoire peuvent
coexister purement et simplement, et alors réclamer chacun un traitement direct, spécial et indépendant ; la seconde, c'est qu'ils peuvent être dans un rapport de causalité respective tel, que, l'état bilieux supprimé, l'état
inflammatoire disparaît *ipso facto*, ou bien dans un rapport inverse. C'est là un exemple entre mille de cette
analyse clinique que tous les grands praticiens ont suivie,
soit en pleine connaissance de cause, soit par l'impulsion
instinctive du génie médical, méthode qui fait le cachet

et la gloire de l'Ecole de Montpellier, et dont on trouve de beaux exemples dans le *Ratio medendi* de Stoll, et surtout dans son traité de la dysenterie, véritable chef-d'œuvre de pratique et de philosophie médicale appliquée. Malgré les préventions de Stoll pour la méthode évacuante, il savait fort bien reconnaître les cas où l'irritation des voies digestives contre-indiquait l'usage des évacuants, ainsi qu'on peut s'en convaincre par la lecture de ses *Ephémérides* (1).

M. Bouillaud traite rudement Brown et sa doctrine ; ce sont toujours les déclamations que vous savez sur la méthode incendiaire, les innombrables victimes qu'elle a faites, etc., etc. M. Bouillaud a sans doute oublié que son maître, Broussais, tout en se proclamant le continuateur de Bichat — qui, par parenthèse, n'a pas eu de continuateur, — fut bien plutôt le disciple du réformateur écossais dont il ne fit que retourner la théorie, comme Frédéric Bérard l'a fait voir. Est-ce qu'il serait difficile, en effet, de montrer les liens de parenté qui existent entre l'*incitabilité* de Brown et l'*irritabilité* du professeur du Val-de-Grâce ? S'il y a une différence, elle est toute à l'avantage de la première, qui, du moins, ne fut pas localisée dans certains organes ou tissus. En outre, Brown a fort bien vu certains faits de vitalité méconnus par son imitateur, tels que l'unité physiologique, les diathèses, les affections asthéniques cachées sous le masque de l'inflammation, etc.

Pour Brown, le problème clinique à résoudre dans chaque cas particulier était celui-ci :

1° La maladie est-elle générale ou locale ?

2° Est-elle sthénique ou asthénique ?

3° Quelle en est la mesure ou l'intensité ?

---

(1) Chap. XI, p. 142, édit. *Encycl. des sc. méd.*

On sait qu'à ses yeux la maladie était presque toujours générale et asthénique ; il n'y avait donc qu'à savoir quelle dose de toniques on devait administrer.

Broussais a suivi la même marche, mais en sens contraire ; pour lui, il faut déterminer :

1° Quel est l'organe malade ;

2° Quelle est la nature du mal ;

3° Quelle en est la mesure.

Suivant lui, toutes les maladies étaient locales, toutes ou presque toutes de nature inflammatoire. Il ne s'agissait donc que de fixer la dose des anti-phlogistiques que le malade pouvait supporter (1). Qu'on nie après cela que le physiologisme soit du brownisme retourné.

M. Bouillaud traite avec une certaine étendue des *écoles* de Bichat et de Pinel. Si l'espace me le permettait, il me serait facile de montrer que le mot *école* appliqué au premier n'est pas exact. Bichat n'a point laissé d'école après lui, dans la véritable acception du terme. Sans doute ses travaux ont influencé la pathologie moderne ; la distinction des différentes formes de l'irritation d'après la diversité des tissus et la diversité des réactions sympathiques propres à chacun d'eux en serait, au besoin, une preuve. Mais l'œuvre de systématisation complète de la médecine indiquée par Bichat, d'après le plan qu'il en avait conçu et les données qu'il a émises, n'a point été continuée et ne le sera point. « Depuis l'instant où Bichat »a fait briller une nouvelle lumière qui promettait d'éclai- »rer les profondeurs de la science, dit M. Cerise, bien »d'autres points de vue se sont produits et de nouveaux »horizons ont apparu. D'anciens principes ont été réhabi- »lités, à la condition de subir l'alliance des faits récemment

---

(1) Voir un bon travail sur Broussais par M. H. Gouraud. *Journ. des con. méd. chir.* Juin et juillet 1839.

»observés; le vitalisme a reconquis, en se réformant, son
»légitime empire; le rôle des humeurs a été mieux appré-
»cié; l'intervention des forces physiques a été moins dé-
»daignée; le caractère des diverses altérations anatomo-
»pathologiques a été l'objet de recherches moins systéma-
»tiques, etc. (1). »Ce que dit là M. le docteur Cerise n'est
vrai malheureusement qu'en partie, car il reste encore
bien des gens auprès de qui le vitalisme n'a pas repris
« son légitime empire. » Espérons que la lumière se fera
un jour pour ceux-là comme pour les autres, et suivons
M. Bouillaud. Suivant son habitude, il cite de nombreux
passages de l'auteur dont il parle, et souvent il les ap-
prouve *in globo*, sans avoir l'air de se douter qu'ils contiennent la condamnation la plus formelle de ce qu'il veut
bien appeler *sa* philosophie médicale.

Bichat, au dire de M. Bouillaud, marcha sur les traces
de Stahl, *dont il modifia la doctrine* EN HOMME DE GÉNIE.
Vous allez voir cette œuvre de génie..... Bichat blâme
Stahl d'avoir rapporté à *un principe unique* tous les phénomènes vitaux. Ce principe, appelé *vital* par Barthez,
archée par Van-Helmont, *force vitale* par Chaussier, etc.,
est, suivant Bichat (et suivant M. Bouillaud), une abstraction qui n'a pas plus de réalité que n'en aurait un
principe également unique qu'on supposerait présider
aux phénomènes physiques.

Bichat, il faut en convenir, n'a pas imité Stahl sous ce
rapport. A-t-il mieux fait que lui? Voyons.

Bichat a décomposé l'homme dans ses éléments anatomiques divers, et a assigné à chacun de ces tissus primi-
tifs ses propriétés vitales que, du reste, il a très-nette-
ment distinguées et séparées des propriétés générales de

---

(1) *Notice sur Bichat*, en tête des *Rech. phys. sur la vie et la mort*, éd. Charpentier, 1844, p. XI.

la matière. Sous ce rapport, il a rendu un véritable service à la science, et il y aurait injustice à ne pas le reconnaître. Mais, cela fait, il fallait que Bichat se plaçât à la hauteur nécessaire pour dominer sa savante analyse et reconstituer l'homme tout entier par l'opération mentale inverse mais complémentaire de celle-là, la synthèse. C'est là ce qu'il a négligé, et par là il a méconnu le grand fait, le fait primordial de l'unité vitale. Pour lui, l'homme n'est qu'un assemblage confus, une juxtà-position d'organes et de tissus sensibles et contractiles, sans cohésion, sans harmonie, qui ne se touchent que par le coude, — passez-moi l'expression, — et je défie le plus intrépide de ses admirateurs de se rendre compte, au moyen des fameuses propriétés vitales, de l'acte vital le plus simple, la sécrétion par exemple, à plus forte raison de la nutrition, des actes cérébraux, etc.

Qu'ont fait au contraire Stahl et Barthez? Barthez a commencé par tracer d'une main ferme les principes fondamentaux de la méthode expérimentale ou inductive, — beaucoup mieux, à mon avis, que Bacon lui-même, qui n'a pas su la dégager entièrement des langes de la scholastique. Appliquant ensuite cette méthode à l'étude des phénomènes de la vie chez l'homme, il en a distingué quatre groupes : 1° ceux de sensibilité ; 2° ceux de mouvement ; 5° ceux de plasticité ; 4° ceux d'assimilation. — Rien n'empêche, au surplus, de modifier cette classification, de l'agrandir ou de la restreindre, si les progrès ultérieurs de la science l'exigent, ou même dès aujourd'hui, si elle est reconnue inexacte en quelque point. Cette méthode a, entre autres avantages, celui d'être complétement indépendante de l'artiste qui la met en œuvre et de ne souffrir aucunement de sa faiblesse ou de ses défauts.

Donc, ce premier travail accompli, Barthez ni Stahl ne s'arrétèrent pas là : ils sentirent qu'il leur en restait un autre. Il leur fallait bien tenir compte de cette harmonie universelle, de cette solidarité admirable de toutes les fonctions et de toutes les forces, qui les fait converger vers une fin commune, l'unité vitale, et admettre pour ce fait supérieur et initial une force d'un ordre plus élevé que les facultés partielles qu'ils avaient admises jusque-là. De là, la conception logique, forcée, inévitable, de l'âme et du principe vital, puisqu'enfin cette unité vitale était un fait tout aussi certain que la motilité ou la sensibilité, et que ce fait exige que la vie soit considérée comme une force et non comme un résultat. « La raison »d'individualité d'un animal ne peut être, dit Grimaud, »que dans la simplicité, l'unité rigoureuse et absolue du »principe qui le vivifie (1). » Est-ce qu'on a blâmé les psychologistes d'avoir admis l'âme comme principe initial et suprême des facultés de l'esprit; et valait-il mieux par hasard attribuer toutes les opérations psychiques à une faculté isolée, l'imagination, la volonté ou le jugement? « A quoi serviraient, s'écrie M. Pariset, le sentiment et le »mouvement, si l'homme n'avait en lui le pouvoir de do-»miner ces deux propriétés et d'en faire ses premiers ins-»truments, non-seulement pour mettre en jeu, mais encore »pour diriger tous les autres? Or, ce pouvoir suprême que »l'homme tient de son Auteur, l'intelligence, est l'homme »lui-même et n'a rien à démêler avec la matière (2). » Enfin, disons encore avec Grimaud : « L'ensemble des »fonctions qui constituent la vie doit être étudié dans un »principe distinct et immatériel, qui contient en lui seul la »réalité des phénomènes dont la matière ne contient que »le sujet (3). »

---

(1) *Cours de fièvres. I*, 16.
(2) *Hist. des membres de l'Acad. de méd.* II. 527-28. Paris, 1845.
(3) Cité par Prunelle, *Eloge de Dumas*, p. LVII. *Mal. chron.* 1824.

Abstractions! dit avec dédain M. Bouillaud. Tant qu'il lui plaira ; seulement je lui ferai observer que ce mot-là n'est pas toujours synonyme de *rêveries métaphysiques*, et qu'il signifie aussi, — et c'est là son véritable sens—, exclusions qu'on donne à une ou à plusieurs idées pour s'occuper particulièrement d'une ou de plusieurs autres. Lors donc que, laissant de côté un moment les facultés diverses de la vie, on la considère dans son unité primordiale que Stahl a nommée *âme* et Barthez *principe vital*, on fait effectivement une abstraction, et l'on aurait fort mauvaise grâce à s'en défendre, puisque séparer une idée d'une autre idée, ou une idée en ses éléments distincts, c'est là une opération de l'esprit aussi légitime que toute autre. Et, par exemple, quand M. Bouillaud siégeait au Palais-Bourbon, — où je regrette fort, pour ma part, de ne plus le voir —, est-ce qu'il ne lui est jamais arrivé d'oublier un instant qu'il était professeur de clinique interne, pour ne se souvenir que de ses devoirs de député? Eh bien! il faisait alors une abstraction, comme il en fait sans doute d'un autre genre tous les jours. Revenons à Bichat.

Au lieu de le blâmer d'avoir poussé jusqu'à l'excès la décomposition analytique de l'homme vivant et d'avoir méconnu ainsi l'ensemble unitaire et harmonieux des actes vitaux, M. Bouillaud le félicite d'avoir « brisé, décomposé »ce principe *complexe* désigné sous les noms de *nature*, »*âme*, *principe vital*, etc. » C'est là ce que M. Bouillaud appelle se conformer à la saine philosophie, celle de Bacon et de Newton, la même par conséquent qui a conduit logiquement Barthez à sa belle conception du principe vital. Ne voilà-t-il pas une plaisante matière à félicitations !

Quant à nous, les idées que nous nous sommes formées de Bichat sont bien différentes, j'allais dire opposées:

Notre premier et notre plus grand reproche est d'avoir précisément morcelé, fragmenté, émietté l'économie vivante. Ensuite nous trouvons qu'il a trop isolé la vie *organique* de la vie *animale*, et oublié les rapports d'étroite solidarité qui les unissent ensemble. En revanche, nous sommes d'avis qu'il a confondu la physiologie humaine avec celle des bêtes, les faits moraux et intellectuels de l'homme avec les faits d'impressionnabilité et d'innervation des animaux. « La vie considérée dans l'homme, dit »M. Cerise, ne présente pas seulement l'aspect végétatif »et animal, elle présente encore l'aspect moral et intellec-»tuel : de là, la division de la vie humaine en nutritive, »sensorio-motrice et spirituelle (1). »

Aux yeux de Bichat, les maladies consistent en une lésion des propriétés vitales. Tout en vantant l'analyse anatomique et pathologique telle qu'il l'entendait, il reconnaît que, dans les maladies générales *comme la plupart des fièvres*, l'anatomie des systèmes ne peut pas beaucoup les éclairer : ce qui indigne M. Bouillaud. « Que dirait aujourd'hui Bichat, s'écrie-t-il, en pré-»sence de cette localisation des fièvres, *œuvre immortelle* »d'un de ses disciples? »Bichat, s'il lui avait été donné de vivre jusqu'à nos jours, avec la justesse naturelle de son esprit, Bichat aurait complété et rectifié ses remarquables travaux d'analyse, il se serait probablement élevé jusqu'à la notion de l'unité physiologique, et il rirait au nez des prétendus médecins qui réduiraient volontiers toute la nature humaine en un tube digestif ou sa membrane muqueuse.

Malheureusement Bichat est mort fort jeune, et force

---

(1) L. c. note B, p. 276. On peut, pour une bonne classification des fonctions, consulter *l'Ebauche d'un cours de physiologie*, par le prof. Lordat. Montpellier, 1841, in-8°.

4

nous est de le prendre tel qu'il a été. D'après lui, la thérapeutique se réduit donc à ramener les propriétés vitales
à leur type normal; il ne s'agit plus que de chercher et
d'apprécier le genre de remèdes appropriés à chacune
d'elles. On voit qu'ici, comme partout, le *système* vivant
est complétement méconnu, et qu'il n'est question que
de tissus et de propriétés isolés et élémentaires. Pour déterminer les effets des médicaments avec toute l'exactitude possible, Bichat, aidé de ses élèves, avait entrepris
une série d'expérimentations personnelles qui produisirent, entre autres écrits, la *Matière médicale* de Schwil-
gué. Cette méthode d'étudier les effets des médicaments
sur l'économie vivante dans l'état physiologique, quelque
rigoureuse qu'elle paraisse au premier abord, est fausse
et défectueuse de tout point. Elle suppose, en effet, que
cette action est la même dans l'état de santé et dans l'état
de maladie, ou, ce qui revient au même, que l'état physiologique et l'état pathologique ne diffèrent que du plus
au moins. Or, c'est là une erreur profonde : les causes
morbides n'agissent pas seulement en augmentant ou en
diminuant l'énergie des actes vitaux; elles agissent, c'est
Broussais lui-même qui l'a dit dans un moment lucide,
elles agissent d'une manière qui *répugne* à la vie. Entre
la maladie et la santé, quelles que soient les analogies
apparentes ou réelles, il existe une lacune que toutes les
théories n'ont pu combler. « Avec toutes les notions phy-
»siologiques, dit Frédéric Bérard, on ne pourrait pas de-
»viner une seule maladie (1). »

Et ne voit-on pas tous les jours des preuves évidentes
que la vie est *autre* dans la maladie que dans la santé ! Qui
ignore que, dans des états morbides particuliers, certains
médicaments peuvent être administrés à des doses énormes

---

(1) *Appl. de l'anat. à la méd. pr.*, p. 391.

et bien supérieures à celles qui seraient nécessaires pour produire la mort chez des sujets bien portants, et cela non seulement avec impunité, mais encore avec des succès éclatants? Qui n'a vu des quantités prodigieuses de tartre stibié, dans la péripneumonie légitime, être tolérées parfaitement tant que la maladie est dans toute sa force, cette tolérance diminuer graduellement à mesure que la maladie tend vers la guérison, et disparaître entièrement quand la convalescence est déclarée, à tel point que le remède qui vient de sauver le malade quelques jours auparavant, le tuerait infailliblement alors, si l'on ne s'empressait d'en cesser l'usage. Et l'opium, dans le tétanos, dans l'avortement imminent, dans les vomissements spasmodiques; — le mercure dans la fièvre puerpérale avec inflammation spéciale du péritoine, de l'utérus ou de ses annexes; — l'azotate de potasse, le sulfate de quinine dans le rhumatisme; enfin, la méthode thérapeutique dite *Rasorienne* tout entière, ne sont-ils pas une confirmation solennelle du fait que j'ai avancé, et la condamnation non moins éclatante des expériences de matière médicale *pure*, comme parlent les Allemands, c'est-à-dire tentées sur l'homme en santé et considérées comme démonstratives de l'action des médicaments dans l'état pathologique?

Sans contredit, Bichat, avec son heureux et facile génie, la rectitude et la finesse de son jugement, aurait pu rendre de grands services à la thérapeutique comme aux autres parties de la science médicale, si une mort prématurée ne l'avait pas arraché à ses travaux à peine ébauchés. Mais, les hommes les plus compétents en conviennent, Bichat n'a pu donner que des promesses : le temps ne lui a pas permis de faire plus (1).

---

(1) Chaussier et Adelon, *Biographie-Michaud*, 2ᵉ édit. IV. 287. — Dezeimeris, *Dict. hist. de la méd.*, I. 391. — Cerise, l. c. p. ix. — Pariset, l. c. II. 530.

M. Bouillaud exalte beaucoup le prétendu axiome devenu si fameux : « *Qu'est l'observation, si l'on ignore où
siège le mal ?* » Voilà qui résonne à l'oreille d'une manière
triomphante, assurément, et il semble tout d'abord qu'il
n'y a rien à répliquer à cela. Toutefois, un moment de
réflexion montre bientôt que l'apophthegme sacro-saint
qui a enfanté la médecine parisienne tout entière, ou peu
s'en faut, ne vaut pas mieux que les fruits qu'il a portés.

Je suis loin de nier l'importance et l'utilité pratique
qui peut résulter de la connaissance de l'organe qui se
trouve plus spécialement affecté dans une maladie, surtout s'il s'agit d'une de ces parties nobles ou vitales,
comme on disait autrefois, dont la dégradation peut être
une cause de mort. Mais cette notion, quelque précieuse
qu'elle soit, n'est pas tout pour le praticien, n'est même
pas la plus nécessaire. Il faut qu'il sache avant tout quelle
est l'affection dont la lésion locale émane. Que lui importe
de savoir, par exemple, que tel ou tel symptôme syphilitique a son siége à la peau, sur une muqueuse, sur une
glande ou ailleurs ? Ce qui lui importe, c'est de déterminer si c'est bien réellement à la syphilis qu'il a affaire,
parce que de cette connaissance seule dérive celle du
traitement, but capital et définitif de la médecine pratique. Cela est si vrai qu'il est des maladies dont nous
ignorons complétement *le siège*, et que nous ne guérissons
pas moins bien, que dis-je? que nous guérissons mieux,
témoin les fièvres intermittentes, que bien d'autres dont
le diagnostic anatomique a été porté à un très-haut degré
de perfection, telles que la pleurésie, la pneumonie, sans
compter la phthisie pulmonaire et les lésions organiques
du cœur que nous ne guérissons pas du tout. Et dans les
épidémies, ne voit-on pas la maladie se manifester sous
des formes différentes au point de vue du siége ou des
organes affectés, sans changer pour cela de nature ?

Voyez, entre mille autres, celle qu'a décrite Sydenham, et qui régna à Londres pendant les années 1669, 1670, 1671 et 1672, se manifester ici sous forme de fièvre inflammatoire, là sous celle de dysenterie, ailleurs sous une autre forme encore, et cela sans perdre son cachet spécial, ainsi qu'il résultait du traitement ! — Disons donc avec notre maitre : « Qu'est-ce que le siége d'une mala- »die, si l'on ne connaît pas l'affection qui la cause (1) ? »

Et Pariset : « Depuis Bichat, dit-il, on a mis en quel- »que sorte des yeux aux doigts et aux oreilles, pour lire »plus profondément dans les désordres, même les plus se- »crets de notre économie ; mais l'art de prévenir ces dé- »sordres, l'art de les suspendre et de les dissiper, est en- »core un art inconnu jusqu'ici (2). »C'est que le véritable diagnostic n'est pas là, et je veux montrer un jour à vos lecteurs, si vous le permettez, Messieurs, que nous sommes moins avancés aujourd'hui dans la connaissance véritable des maladies et dans leur traitement qu'on ne l'était il y a deux ou trois siècles.

M. Bouillaud blâme avec une grande véhémence l'auteur de l'*Anatomie générale* d'avoir tenu trop peu de compte des forces physico-chimiques. C'est possible, et M. Cerise, dont l'autorité est grave et peu suspecte, partage jusqu'à un certain point l'idée de M. Bouillaud. Il se peut, en effet, que, désireux d'échapper aux doctrines matérialistes et mécaniciennes qui régnaient de son temps, Bichat soit tombé dans le défaut qu'on lui reproche. Mais si l'influence des forces physiques ne saurait être contestée en physiologie, faut-il en conclure avec M. Bouillaud qu'il n'en existe pas d'autres dans les corps vivants ? M. Bouillaud voudrait-il m'expliquer quelle est

(1) Lordat, *Perpétuité de la méd.*, p. 45.
(2) L. c. II. 530.

l'action de ces causes dans les faits du genre de celui-ci,
par exemple : « J'ai vu, dit Bordeu, le lait s'épaissir dans
»une nourrice qui vit tomber son enfant ; le lait reprit son
»cours et sa consistance dès que l'enfant reprit le téton ; et
»la mère, agitée par deux ou trois passions différentes,
»sentait la chaleur, la souplesse et le remontage du lait à
»proportion que l'enfant donnait des signes de force et de
»santé (1). »

M. Bouillaud se bat contre des moulins à vent, quand
il se met en grands frais de démonstrations pour prouver
qu'il y a dans les corps vivants des phénomènes de capil-
larité, d'imbibition, de pesanteur, etc. « Est-ce, dit-il,
»par la sensibilité et la contractilité que vous expliquerez
»les phénomènes *chimiques* de la respiration ou de la diges-
»tion ? »Mon Dieu, non ! nous n'y songeons pas seulement.
Nous expliquons les faits chimiques par la chimie, les
faits physiques par la physique. Mais quand nous en ren-
controns qui échappent aux lois de ces sciences et qui sont
spéciaux aux êtres vivants, nous les appelons *vitaux* et
nous les rattachons à une force particulière pour chaque
groupe d'entre eux, d'après les règles de la philosophie
expérimentale pour laquelle vous brûlez d'un amour si
vif, mais si... platonique. Nous ne perdons jamais de vue
toutefois que les faits les plus chimiques se passent dans
un corps doué de vie, c'est-à-dire d'une puissance bien
supérieure à la chimie, et que cette puissance active les
domine ou les empreint de son cachet spécial ; et nous en
avons la preuve au besoin dans les théories diverses de
la respiration et de la digestion citées par M. Bouillaud,
fonctions qui ont mis en défaut les plus habiles, même
en ce qu'elles peuvent avoir de purement chimique.

Mais voici qui est curieux : « Les premiers rudiments

---

(1) *OEuvres complètes*, édit. Richerand. I.

»de l'acte sécrétoire, dit M. Bouillaud, n'apparaissent-ils
»pas *en quelque sorte* (1) dans la décomposition de l'eau au
»moyen de la pile voltaïque ? *En effet,* de même que, dans
»les sécrétions, nous voyons chaque organe sécréter, sépa-
»rer du sang des principes déterminés, ainsi, dans la dé-
»composition de l'eau, nous voyons, *si j'ose m'exprimer*
»*ainsi,* l'un des pôles de la pile sécréter l'hydrogène de
»l'eau et l'autre l'oxygène. » Et voilà justement ce qui
fait... que votre fille est muette. — Arrivons à Pinel.

La *Nosographie philosophique,* au dire de M. Bouillaud,
est «le plus beau monument qu'on eût élevé à la médecine,
»soit que l'on considère cet ouvrage sous le point de vue
»*philosophique et systématique*, soit qu'on l'examine sous
»le point de vue graphique et descriptif. » C'est beaucoup
dire, assurément, et je ne voudrais pas pour mon compte
souscrire sans réserve à ce pompeux éloge. Quand la
Nosographie parut, la science était en possession des
Eléments de médecine pratique de Cullen, et des *Institu-
tions* de Borsiéri ; l'*Epitome* de J.-P. Frank suivit de près.
Ces trois ouvrages sont, à mon avis, infiniment supérieurs
à celui de Pinel, au point de vue philosophique et même
descriptif, mais surtout sous le rapport pratique. Le premier, malgré des hypothèses sur le spasme et l'atonie,
est un fort bon guide pour la pratique ; le second n'a jamais été surpassé, égalé peut-être, au point de vue de la

---

(1) Une remarque qui a peut-être plus d'importance réelle
qu'apparente, c'est que M. Bouillaud fait un usage des plus fré-
quents des locutions dubitatives, *en quelque sorte, pour ainsi
dire, si j'ose m'exprimer ainsi,* etc. Il n'est pas de page de son
livre où l'on n'en pût relever quelqu'une. Or, si le lecteur veut
bien s'en souvenir, c'est pour bannir de la langue médicale ces
expressions vagues que Messieurs les statisticiens et *positifs* modernes ont fait le beau tapage que nous avons vu. V. le *Bulletin
de l'Acad. de Méd.* I. 684 et sq. Séance du 2 mai 1837.

critique ; le troisième, en dépit d'une mauvaise classification (quelle est, dit Double, celle qui ne l'est pas), est
encore entre les mains de tous les praticiens. Tous trois
sont encore debout, tandis que la *Nosographie* soi-disant
philosophique est morte et enterrée, et n'est lue aujour-
d'hui que par quelques rares curieux, ou par un pauvre
folliculaire comme moi, qui veut en parler aux gens avec
connaissance de cause.

Pinel, comme on sait, s'était posé le problème suivant,
qu'il regardait comme le but final de la médecine : « Une
»maladie étant donnée, déterminer *son vrai caractère* et le
»rang qu'elle doit occuper dans un tableau nosologique. »

Si Pinel avait attaché à la connaissance du vʀaɪ *caractère* des maladies l'idée philosophique et clinique qu'on
donne à cette expression dans notre Ecole, Pinel aurait
eu parfaitement raison, et son problème aurait échappé
au reproche que lui adresse M. Bouillaud d'être peu satisfaisant pour les malades. A Montpellier, nous entendons
par là la notion des éléments constitutifs d'une affection
morbide, d'où découle celle du traitement, comme une
conséquence de son principe. Mais Pinel ne s'attachait
qu'à la classification *nosographique*, et non pas *nosologique*, ce qui est bien différent (1). Encore même cette classification est-elle chez lui éminemment vicieuse et superficielle. « Il avait, dit Fr. Bérard, réalisé des abstrac-
»tions nominales de symptômes..... Le système *nosogra-
»phique*, dit-il ailleurs, n'était qu'une application de l'ana-
»lyse, telle qu'elle avait été conçue par Condillac et qu'elle
»avait été étendue à la même époque à toutes les sciences
»naturelles. Cette philosophie, toujours éblouissante de

(1) La nosologie est la connaissance et la nosographie la description des maladies. Le premier terme marque donc le but dont
le second n'est que le moyen. (Pariset, *Hist. des Acad.* I. 236.)

»clarté et si souvent vide d'idées, formée par la crainte exa-
»gérée des dogmatismes des siècles précédents, n'effleu-
»rait que la superficie des objets et n'osait jamais pénétrer
»dans leur profondeur, pas même pour constater l'exis-
»tence des choses; elle s'arrêtait toujours aux phénomènes
»extérieurs, aux formes, aux simples descriptions. Elle
»avait renié la raison dans la crainte des faux raisonne-
»ments; repoussé les existences les mieux constatées, de
»peur d'admettre des chimères ; rejeté toute théorie,
»pour ne pas se perdre dans les hypothèses. La science de
»l'homme vivant, sain ou malade, n'était considérée que
»comme une branche de l'histoire naturelle ; on ne re-
»cherchait pas les conditions générales et les forces de la
»vie, ainsi que les états essentiels de maladie et leurs
»causes; on se contentait d'une description minutieuse
»des symptômes, comme au premier âge de l'art (1). »

J'ai transcrit ce remarquable passage, parce qu'il me
paraît caractériser avec beaucoup de justesse et de sagacité le vice radical de la méthode de Pinel. En effet, une
bonne classification des maladies doit être basée sur la
nature de l'affection qui les produit et non sur les symptômes. Sans doute les symptômes en sont la manifestation
apparente, et c'est par leur description exacte et sévère
qu'il faut commencer. Mais, cela fait, il faut remonter
plus haut, s'élever par l'induction jusqu'à la conception
expérimentale de leur phénomène initial, laquelle seule
peut fournir les sources réelles d'indication, but définitif
de la médecine pratique. C'est là ce qu'a fait Sauvages,
quoi qu'en disent les gens qui ne l'ont pas lu ou compris;
« c'est dans l'étude des symptômes *et de leurs rapports avec*
»*l'état intérieur* qu'ils expriment, que le médecin, dit-il,
»peut puiser les principes les plus sûrs des indications

----

(1) *Anal. appl. à la méd.*, p. 366.

»thérapeutiques... C'est là la marche la plus sûre pour arri-
»ver à une théorie qui soit l'expression fidèle des faits (1).»
S'arrêter donc aux symptômes, à la connaissance de leur
siége, même à celle de la nature de l'altération molécu-
laire que les organes subissent, comme on le fait généralement aujourd'hui à Paris et ailleurs, c'est ne remplir
qu'une partie de la tâche du médecin et souvent la moins
importante. Qui ne sait qu'une même maladie peut se
manifester par des symptômes différents, et que, d'autre
part, des maladies essentiellement diverses se montrent
parfois sous des formes symptomatiques semblables ? Sans
parler des épidémies où ce fait est vulgaire, je citerai en
exemple les maladies périodiques sans fièvre si bien décrites par Casimir Medicus (2) ; les intermittentes dites
pernicieuses, avec un symptôme ou un appareil symptomatique prédominant, comme apoplexie, pneumonie,
cardialgie, choléra, syncope, métrorrhagie, etc. ; la
goutte, le rhumatisme, la syphilis, etc., etc. A quoi sert
de savoir dans ces cas que tel ou tel organe est le siége
d'une inflammation, d'un éréthisme nerveux, d'une
fluxion, d'un spasme, d'asthénie...? Incontestablement,
il faut veiller à la conservation d'un organe précieux
quand il est menacé dans sa texture ou dans ses fonctions;
mais il faut aussi, et surtout et avant tout, remonter à
l'origine, à la cause première de l'appareil phénoménal,
à l'affection dont il est l'effet, et la supprimer quand on
le peut, et on le peut souvent, sans quoi l'art médical ne
serait qu'un vain leurre. En vérité, il faut avoir perdu le
sens pratique, et même un peu l'autre, pour venir nous
dire avec un beau sang-froid que la connaissance du type

---

(1) *Nosol. méthod.*, p. 73-116 *et passim.*
(2) *Geschichte periodischer Krankheiten.* Carlsruhe, 1764. Trad.
en français par Lefebvre de Villebrune. Paris, 1790, in-12.

est inutile et ne sert qu'à embarrasser les divisions des maladies (1) ! J'aime mieux ceci : « Les médecins de »Montpellier appellent *génie intermittent* la cause qui »amène, à des intervalles fixes et périodiques, certains »symptômes, tels que la fièvre, des spasmes, des flux, des »douleurs, etc., et qui, loin d'être une circonstance acces- »soire de ces maladies, en est l'élément essentiel, celui »qu'il faut attaquer par une méthode spécifique (2). »

Au moment où j'écris ceci, je reçois un numéro de la *Gazette des hôpitaux* (du 17 avril), où je trouve le fait suivant qui montrera dans tout son jour le vice radical de la méthode que je combats, et qui consiste à ne voir dans les maladies que des symptômes ou des organes souffrants, comme dit Broussais.

Dans le service de M. Rostan, grand organicien, comme on sait, est entrée une femme âgée de 30 ans, prise d'une vive douleur de sciatique. D'après les us et coutumes suivis là-bas, M. Rostan, sans s'embarrasser du reste, employa force sangsues, vésicatoires, bains de vapeur, etc., enfin, dit le journaliste narrateur « le traitement le plus »énergique et le plus rationnel. » Energique, je le crois sans peine ; rationnel, nous allons voir. La sciatique ayant résisté avec opiniâtreté à cet appareil thérapeutique, qu'a fait alors M. Rostan ? Vous croiriez que M. Rostan a cher- ché à savoir si la douleur n'était pas sous la dépendance d'une affection générale ? Point. M. Rostan s'est demandé s'il n'existait pas quelque *lésion physique* qui pût rendre compte de cette *irrégularité*. Mais, quelle que fût sa bonne volonté, il n'a rien trouvé, et il en a bravement conclu qu'il avait affaire à une névralgie idiopathique. Remarquons en passant cette logique parisienne : une maladie

(1) Pinel, *Nosogr. phil.* I. 7. 1818.
(1) Lordat, *Traité des hémorrhagies.* Paris, 1808, p. 205.

résiste à un traitement direct, donc elle est idiopathique.
Et l'historien d'applaudir à cette belle conclusion, par la
raison, dit-il, que « la névralgie sciatique, *comme les*
»*autres névralgies*, dépend, *la plupart du temps*, d'un état
»d'inflammation du nerf ou du névrilème. »

Mais, en attendant, qu'est devenue la malade? Elle a
gardé sa sciatique. Voilà de la médecine exacte !

Quant à nous, gens d'ici, qui ne nous piquons pas,
Dieu merci, d'une pareille exactitude, nous nous com-
portons d'une autre façon dans des cas de cette nature.
Et, puisque l'occasion le fait, laissez-moi vous narrer
comment nous avons agi en pareille occasion, mon ami le
docteur Lafosse et moi. Je ne donne pas ceci comme un
modèle, mais comme un exemple. Une jeune dame, d'une
constitution délicate mais assez bonne, nourrissait un
enfant depuis huit ou neuf mois, lorsqu'elle fut prise
tout-à-coup d'une violente névralgie temporale. Appelés
en consultation, nous n'eûmes pas de peine à reconnaître
le symptôme prédominant, et nous vîmes très-bien, ma
foi, que c'était là une lésion de la sensibilité d'un rameau
de la cinquième paire de nerfs. Mais nous n'eûmes garde
de nous arrêter à cette notion première; nous eûmes
même l'outrecuidance de ne pas rechercher s'il y avait
irritation ou inflammation du névrilème ou de la pulpe
nerveuse, attendu que tout cela ne nous donnait pas la
connaissance réelle de la maladie, celle qui est *grosse* de
l'indication thérapeutique. Sans avoir beaucoup cherché,
nous trouvâmes que la cause essentielle du symptôme
dominant était un état de chlorose ou d'anémie produit
ou tout au moins aggravé par l'allaitement. Nous remé-
morant aussitôt le magnifique axiome de médecine pratique posé par Hippocrate : *Sanguis moderator nervorum*,
qui nous donnait à la fois la notion complète du mal et
du remède, nous prescrivîmes le feu et un régime ana-

leptique, avec recommandation de faire peu téter l'enfant d'ailleurs sain et robuste. Ai-je besoin d'ajouter que nous ne négligeâmes pas le traitement topique? En quelques jours, la guérison de la douleur eut lieu, et celle de la chlorose un peu plus tard, comme on pense bien, mais l'une et l'autre n'en furent pas moins complètes. Je suis tenté de croire que si nous nous étions aheurtés à combattre la lésion locale, toutes les sangsues de France et d'Algérie n'y auraient pas suffi.... ni la malade non plus. — Je reviens à M. Bouillaud et à Pinel.

Pinel trouve présomptueux le problème du mécanicien Pitcairn : « Une maladie étant donnée, trouver le remède.» Et le pauvre Pitcairn a été bafoué comme un sot extravagant. A tort, suivant moi. La question de l'existence d'un spécifique pour chaque maladie, qui se trouve implicitement résolue par l'affirmative dans cette formule, est, comme disait Cambacérès, un de ces procès qui ont été perdus sans être jugés. Si, au lieu de prendre le mot maladie dans son sens vulgaire, on l'emploie dans son sens philosophique et réellement clinique, c'est-à-dire comme synonyme d'élément ou de maladie simple (1), on voit aussitôt l'idée de Pitcairn apparaître sous un jour plus favorable. Nul ne le contestera; en effet, chaque affection élémentaire possède un caractère spécial, qui constitue son essence et la distingue de tout ce qui n'est pas elle; — d'un autre côté, chaque modificateur de l'organisme produit des effets particuliers, exclusifs, soit par une spécificité d'action locale (2), soit par une action sur l'en-

---

(1) « Nous entendons par affection essentielle ou élémentaire la »maladie elle-même. » (Bérard, *Anal. appl.*, p. 410.)

(2) On peut se convaincre *de visu* de la vérité de cette proposition par la différence des escharres produites par les divers caustiques. Avec un peu d'habitude, on distingue très-aisément celle qui résulte de l'application du cautère actuel de celle qui

semble des forces vitales, ou enfin par l'un et l'autre à la fois. Dès-lors, la question se réduirait à chercher quel est le modificateur dont l'action est incompatible avec l'état morbide que l'on veut guérir. Cette idée là est-elle donc si déraisonnable? Sans doute, il ne faudrait pas la prendre d'une manière trop absolue, exiger que chaque remède guérit une maladie et la guérit toujours. A ce compte-là, il n'y aura jamais de spécifiques. Pour que la *médication* soit regardée comme telle, il suffit d'employer *un ordre* particulier de moyens thérapeutiques, par exemple les anti-phlogistiques dans l'éréthisme inflammatoire, les évacuants dans l'état gastrique, les anti-spasmodiques dans l'éréthisme nerveux, les toniques dans la faiblesse, etc. Rien n'empêche même que, parmi les agents thérapeutiques de la même espèce, il ne s'en trouve un ou plusieurs qui aient un effet plus direct ou plus efficace contre une maladie donnée. Je le répète, ainsi présentée, la médecine spécifique n'a rien qui répugne au bon sens ni à la philosophie médicale.

« Pinel, dit M. Pariset, a décrit les maladies dans leur »état de simplicité (1). » Je crois que le savant secrétaire perpétuel se trompe, ou tout au moins que son affirmation a besoin de commentaire. Si en effet Pinel avait fait cela, sa classification serait irréprochable, sinon dans l'exécution, au moins dans le plan, puisque l'exposition des maladies élémentaires ou simples est le but fondamental et même unique de la nosographie. Par malheur, ici comme en tant d'autres circonstances, le but n'est que le beau idéal et il n'est donné à personne de l'atteindre, et à Pinel

---

est produite par la potasse caustique ou la poudre de Vienne; celles-ci des escharres que font les chlorures de zinc, d'or et de platine, du beurre d'antimoine, des acides concentrés, même des divers acides, etc.

(1) *Hist. des acad.* I. 237.

moins qu'à bien d'autres (1). Pinel n'a décrit que des groupes
de symptômes faits arbitrairement dans un grand nombre
de cas (notamment dans les fièvres et les hémorrhagies,
sans parler des inflammations), et il n'a pas sû s'élever
jusqu'à la conception du fait initial qui les engendre tous.
Sa *Pyrétologie* en est une preuve manifeste : on y voit par
exemple la fièvre inflammatoire *se transformer* en bilieuse,
en adynamique, en ataxique... Or, cela ne peut pas être :
une maladie est ce qu'elle est depuis le commencement
jusqu'à la fin ; une fièvre ataxique (maligne) est aussi
ataxique le premier jour que le dernier. Je n'ignore point
que, vers le début d'une fièvre, grave on trouve le plus
souvent un état de surexcitation générale qui tombe peu
à peu pour faire place à un état contraire. Mais c'est là
la marche ordinaire des choses, et une maladie qui suit
ses phases naturelles ne change pas pour cela de caractère. Voyez les tableaux des grands épidémiographes :
dès qu'ils avaient reconnu la nature du mal, ils ne s'y
trompaient pas, et, dès le principe de la maladie, ils
prévoyaient et annonçaient ce qu'elle serait à la fin.

Outre cette succession des phases pathologiques, des
affections élémentaires peuvent coexister ; que dis-je ?
elles existent presque constamment dans la nature et au
lit du malade, et c'est cette coexistence qui nécessite et
rend si précieuse l'analyse clinique qu'enseignent les illustres médecins de Montpellier. Voyez, dans la fièvre
bilieuse, l'élément gastrique tantôt dominer l'élément inflammatoire, tantôt, au contraire, être entièrement sous
la dépendance de ce dernier. Exemples du premier cas :
les épidémies de Spa en 1629, décrite par Henricus ab
Heers ; de Pise en 1661, décrite par Borelli ; de Pégare

---

(1) « La perfection, disait l'abbé Terrai, est une chose à laquelle
» il faut tendre sans y prétendre. »

en 1717, décrite par Fischer ; des Pays-Bas en 1719, décrite par Kocker ; de Lausanne en 1755, décrite par Tissot ; des Etats-Vénitiens en 1761, décrite par Ortica ;
d'Hières, même année, décrite par Laberthonie ; du
Tecklembourg en 1780, décrite par Finke, etc. Dans
toutes ces épidémies, les saignées et les toniques étaient
également funestes, les évacuants seuls guérissaient.
Stoll et Tissot ont aussi vu des fièvres bilieuses sporadi-
ques où les hémorrhagies aggravaient les accidents, et
cela en raison directe de leur abondance.

Comme exemples du second cas, plus rare que le premier, on peut, indépendamment de plusieurs faits racon-
tés par Stoll dans ses *Ephémérides*, citer l'épidémie de
Londres de l'an 1666, décrite par Sydenham. Ce grand
praticien avoue, avec une candeur toute hippocratique,
que, trompé par le souvenir de l'épidémie des années
1661-64, qui était de nature purement bilieuse, il ad-
ministra d'abord le vomitif, et que ce traitement produi-
sit la mort d'un malade avec des symptômes de gastrite (1). Même chose arriva à De Haën dans une circonstance pareille, et ce fait frappa si vivement l'imagination ardente de ce praticien, qu'il renonça pour toujours
à l'usage de l'émétique dans le début des maladies
aiguës.

Mais les faits de ce genre prouvent-ils, comme le prétend Pinel, que la fièvre inflammatoire *se transforme* en
bilieuse ou réciproquement? Point du tout : ils montrent
que les deux éléments de ce nom peuvent coexister, s'influencer ou se succéder, etc., ce que n'ignoraient pas les
praticiens habiles de tous les temps et de tous les pays,
à commencer par Galien et même par Hippocrate.

---

(1) Pappelbaum a le courage honorable de faire l'aveu d'une
faute semblable. (*Thèses prat.* de Haller, t. V.)

Si maintenant j'examinais la classe des hémorrhagies de la *Nosographie*, il me serait aisé de montrer que l'auteur n'a eu égard qu'à l'organe qui fournit le sang, à la nature active ou passive de l'hémorrhagie, jamais à l'affection qui en est la source, et rarement au *mécanisme* fluxionnaire qui en détermine le siége.

La classification de Pinel pèche donc par la base suivant nous et suivant M. Bouillaud, mais ce dernier, comme on peut bien le penser, l'entend autrement que nous. En parlant du défaut d'unité qu'il lui reproche, M. Bouillaud veut dire seulement que Pinel n'a pas localisé toutes les maladies, notamment les fièvres. On pourrait demander à M. Bouillaud si cette localisation est aujourd'hui plus facile et surtout mieux démontrée. Il répondrait affirmativement, je n'en doute pas, et c'est ce qu'il fait dans sa *Nosographie*; mais ce n'est pas encore le moment d'examiner cette question.

M. Bouillaud rapporte, sur la foi de M. Rostan, une historiette qui tendrait à inculper gravement la probité scientifique de Pinel, que personne ne s'est avisé de contester. Suivant le conteur, Pinel n'aurait admis des fièvres essentielles dans la première édition de son ouvrage, que sur l'avis du libraire Brosson, « qui lui fit craindre l'in-»succès de son livre et la haine de ses confrères », s'il ne suivait pas la coutume reçue. — Je ne crois pas un mot de ce conte-là, et si le caractère de haute moralité de Pinel n'était pas pour moi une garantie suffisante, j'aurais encore la ressource de me demander, comme le fait M. Bouillaud : *Pourquoi donc Pinel ne se rendit-il pas à la doctrine de Broussais ?*

Les yeux constamment fixés sur le point de l'horizon où doit se lever le révélateur qui amènera le triomphe de la localisation des fièvres essentielles, M. Bouillaud, sans doute pour ne pas donner le vertige de l'éblouissement à ses lecteurs, montre du doigt et un à un tous les satellites, même les plus pâles, qui précèdent l'astre. Pour parler sans figures, il énumère avec complaisance les travaux les plus insignifiants et les plus oubliés des précurseurs de Broussais; il exhume pieusement les écrits de Prost, de Caffin, de Gariel (nébuleuse du firmament physiologique) pour y découvrir les germes de la sacro-sainte doctrine physiologique. Mais l'ouvrage sur lequel il s'étend avec le plus de complaisance est le *Traité de la fièvre entéro-mésentérique*, de MM. Petit et Serres, publié en 1813, et où sont fort bien décrites, en effet, les altérations de la muqueuse intestinale dans les fièvres graves. M. Petit, cependant, se fondant sur la prostration des forces, la décomposition des traits de la face, la débilité du pouls, la disposition gangréneuse universelle, etc., — recommande avec chaleur le traitement tonique et excitant. Il exalte hautement les succès qu'il en a obtenus, et accuse avec non moins d'énergie les revers qu'il a éprouvés quand il s'en est écarté, ce qui met hors de lui M. Bouillaud. Il faut, pour emprunter un moment son langage, il faut le voir pour le croire; citons textuellement : « Il est vrai que cet honorable confrère, »dit-il en parlant de M. Petit, nous vante de très-bonne »foi ses succès. *Ce n'était, hélas! qu'une illusion!* A cette »époque où la vraie méthode statistique n'était pas encore »en usage, on décidait les questions de traitement sans »posséder les éléments nécessaires pour cela. Je démon- »trerai.... » Vous allez voir qu'il démontrera que les malades guéris par M. Petit sont morts et enterrés..... En vérité, la plume tombe des mains en transcrivant de pareilles facéties; que serait-ce s'il fallait y répondre ?

Vous saurez que l'ère qui s'est écoulée depuis Bichat et Pinel jusqu'à nos jours est la plus glorieuse qui ait existé pour la Médecine. Vraiment! vous ne vous en

doutiez guère, ni moi non plus, ma foi!..... Et je disais
que M. Bouillaud ne nous apprenait rien de neuf?.....
Ah! je lui dois une réparation d'honneur.

Donc, voilà qui est dit, nous regorgeons de grands
hommes à l'heure qu'il est, sans que cela y paraisse;
mais le génie le plus éminent, le soleil de tous ces astres,
vous ne le devinerez pas à coup sûr... Allons, jetez votre
langue aux chiens, et saluez Monsieur...... MAGENDIE!!!
Hélas! qu'on me ramène à Haller!

Oui, Monsieur; j'ai beau me frotter les yeux, je lis
en tête d'un paragraphe de la page 68 du *Traité de philosophie médicale*, ces mots écrits en majuscules:

ECOLE DE MONSIEUR MAGENDIE!

Je ne voudrais pas, assurément, manquer aux égards
que l'on doit à un homme estimable sous bien des rapports, et dont les travaux de physiologie expérimentale,
mis à leur juste place, peuvent avoir une utilité relative
dans la zootomie ou la biologie animale. Mais, n'en déplaise à M. Bouillaud, il m'est impossible de prendre au
sérieux une bouffonnerie pareille, et, quelle que soit ma
bonne volonté, je ne saurais jamais voir un médecin, encore moins un grand médecin, en M. Magendie. Si pour
cela il suffisait d'éventrer force chiens et chats, et, nouveaux aruspices (1), de contempler curieusement leurs
entrailles fumantes, oh! alors, M. Magendie pourrait prétendre à une place éminente parmi les plus illustres médecins. Par bonheur il n'en est rien; nous avons vu et

_____

(1) Voy. le bel ouvrage de M. Dezobry, *Rome au siècle d'Au-
guste*, tom. II, p. 73 et sq., 2e édit., 1847. Le *Voyage d'Anachar-
sis* a trouvé dans ce livre un digne pendant. M. Dezobry a fait
pour les Romains ce que l'abbé Barthélemy avait fait pour les
Grecs, et il a égalé son modèle. Honneur à ces deux savants
illustres!

nous verrons encore pourquoi dans le cours de ces causeries.

Toutefois, l'admiration naïve de M. Bouillaud pour
M. Magendie a été mise à une rude épreuve, à propos de
la phrénologie dont le premier est un chaleureux parti-
san. M. Magendie la qualifie de pseudo-science et la met
sans façon au rang de l'astrologie, de la nécromancie, de
l'alchimie, etc. « Ils ont raison, dit-il en parlant des
»phrénologues, ils s'amusent et la vérité ne leur inspire-
»rait que de l'ennui. » Ce pauvre M. Bouillaud est tout
scandalisé de cette sortie. La réponse qu'il y fait est curieuse et mérite qu'on la rapporte : « En vain Cuvier et
»Napoléon, s'écrie-t-il, s'opposèrent à la doctrine de Gall.
»Elle triompha de leur résistance, et, par une vengeance
»digne d'elle, elle se sert des têtes de ces deux grands
»hommes pour appuyer ses principes. Après une telle vic-
»toire, etc.... » Vous croiriez d'après cela que ces deux
têtes ont donné une éclatante confirmation à la phrénologie. Eh bien! c'est un éclatant soufflet qu'il faudra dire,
surtout en ce qui touche Napoléon, dont je vous demande
la permission d'esquisser l'histoire phrénologique. Je
puiserai mes principaux renseignements à une source peu
suspecte, c'est un article publié par M. David Richard
dans le *Journal de la société phrénologique de Paris*, numéro de janvier 1835, et qui a pour titre : *la Phrénologie
et Napoléon.*

Le docteur Antomarchi moula à Sainte-Hélène la tête
de Napoléon, qui présenta 20 pouces 10 lignes de circonférence. Or, d'après des mesures prises avec beaucoup
de soin par M. Lélut (1) et par d'autres anatomistes, c'est
là le chiffre moyen de la circonférence du crâne chez des

(1) *Rejet de l'organologie phrénol. de Gall et de ses successeurs,*
p. 317-18. Paris, 1843. In-8º.

hommes *de tous les degrés d'intelligence*. M. Richard, qui sent la portée de ce premier fait, dit qu'alors Napoléon était déjà vieux. Vieux à 50 ans ! Il ajoute que Napoléon était amaigri. On voit que les phrénologues cultivent aussi la plaisanterie.

Voilà donc un premier point établi. Napoléon avait une tête très-ordinaire sous le rapport du volume. Si la phrénologie ne trouve pas son compte à cela, tant pis pour la phrénologie, je ne saurais qu'y faire. Mais poursuivons. Chez le commun des mortels, la demi-circonférence antérieure surpasse ordinairement la postérieure de 8 ou 10 millimètres; chez l'Empereur, même proportion. Quant à l'angle facial de cette tête olympienne...... dans les vers de Victor Hugo, il était de 75 degrés, ce qui est plus que modeste, je connais des crétins qui en ont beaucoup plus. — Voilà pour le développement général du crâne.

« Lorsque l'on contemple pendant quelques instants le »plâtre de la tête de Napoléon, dit M. Lélut (1), et qu'é-»cartant la foule des autres sentiments nés de cette con-»templation, on parvient à n'être devant cette grande »image qu'un adversaire de la phrénologie, la première »chose qu'on se dit, c'est que cette voûte si égale et »si harmonieusement arrondie, outre qu'elle achevait de »donner à la physionomie de l'Empereur le caractère de »beauté le plus élevé, réunissait toutes les conditions »de solidité nécessaires pour préserver de toute atteinte »l'organe d'une pensée qui avait le monde à ébranler. »Mais ce qu'on se dit surtout, c'est que sur cette voûte, »d'une facture si solide et d'une courbure si uniforme, il »serait véritablement impossible de reconnaître des orga-»nes distincts des organes, dont le développement isolé »pût se prêter le moins du monde aux commentaires de la

(1) *Loc. cit.* p. 323.

»phrénologie. Or, ce sont pourtant ces organes que la phré-
»nologie y a reconnus. Sur ce plâtre, dont elle a complété
»dans son imagination toute la partie postérieure qui
»manquait à partir des oreilles, elle a trouvé et noté,
»comme *grands* ou *très-grands*, 50 organes, ni plus ni
»moins, les 7 autres n'étant à peu près là que pour mé-
»moire. De ces 50 organes, 10 ou 11 appartiennent à la
»partie restaurée du crâne. La phrénologie les marque de
»son crayon avec la même assurance que ceux de la partie
»réellement existante. » M. Lélut passe en revue seulement ceux dont les facultés rappellent à la manière phrénologique les traits saillants du caractère ou du génie de
l'Empereur, — ceux que la phrénologie eût bien voulu
pouvoir noter sur son crâne, ou qu'elle affirme y avoir
trouvés.

Je regrette fort de ne pouvoir le transcrire; mais je
dois me borner à une courte analyse.

Le premier de ces organes, celui qui pour la phrénologie est le vrai génie de la guerre, est l'organe du
meurtre ou de la destruction. Eh bien! cet organe n'existe
pas chez Napoléon. Celui de la circonspection et de la ruse,
encore néant. Celui de l'amour de la propriété, organe
indispensable aux voleurs des grands chemins et aux
conquérants, — absent aussi. Celui de la mécanique et
du calcul, talent que Napoléon possédait d'une manière
si étonnante, le second du moins, — rien. Aussi le pauvre phrénologue désappointé dit bravement qu'on peut
être un très-grand mathématicien sans avoir un grand
développement de l'organe du calcul, — ce qui, dit
M. Lélut, est tout-à-fait de mon avis, — et moi donc!
L'organe des localités, si nécessaire à un tacticien de
cette force, à un homme qui avait à un si haut degré la
science de la géographie guerrière, — hélas! sa place est
marquée par une dépression?

Enfin, la phrénologie a eu beau contempler le crâne de Napoléon, le tourner et le retourner dans tous les sens, elle n'y a rien trouvé. Cependant comme un avocat a toujours une réponse prête, même pour une mauvaise cause, la phrénologie a fait comme l'avocat. Ecoutez, écoutez; ceci en vaut la peine. D'abord elle a dit que Napoléon était né d'une famille distinguée, qu'il avait reçu une bonne éducation, et qu'il avait eu l'avantage d'assister à l'aurore de la Révolution, ce qui n'avait pu manquer de l'émouvoir et de l'inspirer. Fort bien : mais comme il partageait ces avantages avec une foule d'autres Français de son âge, il suit de là que nous aurions dû compter plusieurs centaines de mille Napoléons. Alors la phrénologie se rabat sur sa petite taille, sur son tempérament biliosonerveux... De mieux en mieux : mais, pour Dieu! que devient dans tout ceci la science des bosses?

Voici qui est plus curieux encore. Ecoutez plus que jamais, et comprenez si vous pouvez. « Il est vrai, dit »M. Richard, que la tête de Napoléon n'était pas aussi »grande qu'elle eût pu l'être; mais aussi ce n'était pas une »tête comme celle de tout le monde et dans laquelle il fût »besoin de beaucoup de matière (accordé, Monsieur Ri-»chard). Elle en aurait contenu moins encore que cela »n'aurait que mieux valu (je n'en vois pas trop la consé-»quence; mais enfin, passons). Dans des cervelles comme »celle-là, il se fait de l'intérieur à l'extérieur, quand elles »se mettent à agir, un rayonnement magnétique qui les »*agrandit* et les *illumine.* Ce rayonnement, *dont on rira* »*peut-être* (peut-être est modeste) et qui pourtant n'est pas »une figure, mais bien une réalité, rendait, dans certains »moments, *Napoléon et sa tête plus grands que nature. C'est* »*en vertu d'un semblable privilége que Moïse avait toujours* »*au haut du front deux rayons lumineux partant des orga-* »*nes de l'idéalité et de la merveillosité.* Ce rayonnement

»magnétique, *auxiliaire indispensable de la phrénologie*,
»*nous l'avons plus d'une fois observé, vérifié avec scrupule*,
»et ce spectacle nous a mis sur la voie de tout un ordre de
»faits qui, dans l'histoire de la politique et de l'art, n'ont
»pas encore été ramenés aux lois naturelles (1). »

Eh bien! Messieurs, qu'en dites-vous? La bouffonnerie
vous paraît-elle assez forte cette fois? Peut-être préférez-
vous encore celle de ce phrénologue dont parle M. Lélut,
qui — le phrénologue, s'entend — en voyant la tête de
Napoléon, s'écria que c'était bien là, en effet, la tête
d'un homme d'un jugement assez médiocre et qu'il n'était
pas étonné de sa chute!

Vraiment, ces Messieurs seraient bien amusants, s'ils
n'étaient pas si..... sérieux. — Mais que penser de M. Bouillaud, qui nous donne de pareils faits comme le triomphe
de la phrénologie? Est-ce aveuglement, ignorance, mauvaise foi? J'aime mieux m'en tenir à la première hypothèse : qui ne connaît le délire de la prévention!

Mais c'est assez sur cette dernière transformation du
matérialisme aux abois, cette prétendue science phrénologique, absurde et fausse par ses bases anatomiques
comme par ses bases psychologiques, mortelle pour la
science autant que pour la morale, et rejetée avec mépris par tous les hommes éclairés et soucieux de leur
dignité. Nier la conscience et la liberté, ravaler l'homme
au niveau de la brute, ne voir que des instincts et des
appétits dans les plus nobles aspirations de l'âme immortelle (2), telles sont les conclusions de la doctrine de

---

(1) David Richard, journal cité, p. 83 à 86.
(2) Conçoit-on, en effet, que les idées de dévouement, de sacrifice, qui vont parfois jusqu'à la mort, c'est-à-dire à la destruction
des organes, puissent venir de l'impulsion de ces mêmes organes?
— Du reste, le lecteur qui désirerait s'édifier complètement sur
la valeur scientifique et morale de la phrénologie, pourrait con-

Gall et de ses successeurs. S'il fallait en croire M. Pariset, Broussais lui-même aurait, à ses derniers moments, abjuré ces stupides et immorales rêveries.

« Broussais, dit l'illustre Secrétaire perpétuel de l'Aca-»démie de médecine, Broussais était déiste et animiste; et »il m'est doux de le proclamer à haute voix à la face d'un »public *à qui on avait inculqué d'autres idées.* Oui, je le ré-»pète, Broussais est mort dans les mêmes sentiments que »Cabanis; sentiments d'autant plus respectables qu'ils ont »été, des deux parts, le fruit d'une méditation profonde »et d'un long travail de l'esprit. Ces deux amis des hommes »et de la vérité ont jugé qu'ils devaient, en faveur de la »morale, consacrer par leur témoignage le double dogme »qui la sanctifie (1). » Après des paroles aussi formelles prononcées par un homme grave dans une circonstance solennelle et en présence d'un public d'élite (*Discours prononcé lors de l'inauguration de la statue de Broussais au Val-de-Grâce*), le doute n'est plus possible, malgré la profession de foi publiée par le docteur Montègre. Réjouis-sons-nous donc de cette conversion, quoique tardive, et espérons que l'exemple ne sera pas perdu pour M. Bouillaud dont nous continuerons à nous occuper prochainement.

Recevez, Messieurs les Rédacteurs, l'assurance de ma considération la plus distinguée.

Dr LASSALVY, de Cette.

---

sulter les ouvrages suivants : *Exposé et examen critique du système phrénologique*, etc., par le docteur Cerise, Paris, 1836, in-8°. — *Le Matérialisme et la Phrénologie combattus dans leurs fonde-ments*, etc., par l'abbé Forichon, D.-M., Paris, 1840, in-8°. — Dans ces deux écrits, la phrénologie est attaquée et démolie au point de vue doctrinal. Les trois suivants la réfutent sous le rapport ana-tomique et physiologique : *Rejet de l'organologie phrénologique de Gall et de ses successeurs*, par Lélut, Paris, 1843, in-8°, ou-vrage qui fait suite à un autre du même auteur publié en 1836 sous ce titre : *Qu'est-ce que la phrénologie ?* — *Examen de la phré-nologie*, par M. Flourens, Paris, 1842, in-12.

(1) Pariset, *Hist. des Acad.* II. 522.

6

P. S. Je suis fait depuis long-temps aux espiègleries des protes, et je leur passe volontiers les fautes typographiques qui ne blessent que légèrement le bon sens. Mais quand ces Messieurs lui donnent une belle et bonne entorse qui le jette sur la place, alors je vais au secours du pauvre diable, c'est-à-dire je me permets un petit bout d'*erratum*. Ainsi (pag. 60, lign. dernière), on me fait prescrire le FEU dans un cas de névralgie chlorotique, lorsque c'est le FER, les préparations ferrugineuses, que j'ai administrés. Quelque minime que soit cette faute, typographiquement parlant, elle est immense au point de vue logique, puisqu'elle me fait dire justement le contraire de ce que j'ai dit, mon but étant de montrer la supériorité du traitement général sur le traitement local dans les maladies de ce genre. Je finis donc à la façon de M. Flourens : j'ai vu cette faute typographique, et j'ai écrit cette note.

Troisième Lettre

aux Rédacteurs du Journal de la Société de Médecine-pratique de Montpellier.

CRITIQUE MÉDICALE.

M. BOUILLAUD.

Messieurs les Rédacteurs,

Voici venir enfin la mémorable, la glorieuse, l'immortelle révolution médicale de 1816, — que d'aucuns appellent « une de ces perturbations de pratique et de »théorie qui ont si souvent affligé la Médecine (1) », et que d'autres, avec plus d'irrévérence encore, caractérisent en des termes comme ceux-ci : « Quand on parle de »révolutions qui n'ont pas tenu leurs promesses, c'est sur-»tout à celle dont Broussais fut le promoteur qu'il faut »penser (2). »

Mais que fait tout cela à M. Bouillaud ? Dans l'état de ravissement extatique où il est plongé, ce sont vaines

---

(1) Pariset, *Hist. des Memb. de l'Acad. de Méd.*, I. 239.
(2) Isid. Bourdon, *Biographie universelle*. Michaud, 2ᵉ édit. V. 629.

clameurs qui n'arrivent pas jusqu'à lui. Il ne trouve pas d'expressions assez vives pour peindre les transports de son enthousiasme : il pleure de joie et de bonheur, il trépigne , il se pâme , et , dans les élans de son admiration naïve, il atteint parfois les hauteurs du lyrisme. Et il y a, peste! bien de quoi : il chante le vainqueur des vainqueurs de la terre !

Mais suivons M. Bouillaud, il nous amusera ; et, par le temps de livres assommants qui court, ce n'est pas un petit bonheur que d'en rencontrer un qui nous déride un moment. La Fontaine, il est vrai, a dit avec ce bon sens narquois qui le caractérise :

« Il ne faut jamais dire aux gens :
»Ecoutez ce bon mot, oyez cette merveille ! »

Et La Fontaine a raison ; mais il ne connaissait pas M. Bouillaud. Avec M. Bouillaud, ce n'est pas trop se hasarder que de promettre au lecteur des choses étonnantes , inattendues , excentriques. Vous allez voir.

Le système de Pinel, quelque bien conçu , quelque *vivace* qu'il fût , était destiné à périr, suivant la théorie historique de M. Bouillaud , qui donne aux doctrines médicales la durée des roses. Attaqué , démantelé , miné de toutes parts , il menaçait ruine et chancelait de plus en plus sur ses bases ébranlées. Tout était donc préparé pour une nouvelle révolution , et il ne manquait plus que l'avénement du Messie (textuel) qui devait l'accomplir.... lorsque ce Messie parut enfin dans la personne de *François-Joseph-Victor* BROUSSAIS !

Remarquez , je vous prie, — après vous être inclinés , — ce prénom fatidique , VICTOR, qui semblait annoncer à l'avance les triomphes sans nombre que son heureux possesseur devait un jour remporter sur les Ontologistes , Nosographes , Essentialistes , Fatalistes , et les autres !

Tudieu! quel Messie tapageur! Ce n'est pas celui-là

qui dirait : « Mon royaume n'est pas de ce monde. » Le
voyez-vous , le poing sur la hanche, la tête haute et le
jarret tendu , sanglant de vigoureux coups de son marti-
net au travers du visage de ce pauvre Hernandez et du
vieux Pinel, qui depuis n'ont plus donné signe de vie !

M. Bouillaud est comme les jolies femmes : ces airs
belliqueux l'enchantent, le fascinent, et il dirait volontiers avec Mme. de Sévigné : « Je ne hais pas ces grands
»coups d'épée. » Mais un exemple fera voir jusqu'où va
cette fascination singulière.

Les années 1814 et 1815 furent signalées par une de
ces grandes catastrophes qui laissent de longs et douloureux souvenirs dans l'histoire des nations. Le prestige des
armes françaises détruit, notre capitale envahie ; nos
vaisseaux, nos arsenaux, nos ports de mer, nos places
fortes livrés à l'ennemi ; nos armées vaincues et dissoutes;
l'esprit national étouffé et comme anéanti, et, par-des-
sus tout encore , la cause sacrée de l'émancipation des
peuples perdue pour des siècles peut-être, et à la merci
d'un vainqueur humilié par un quart de siècle de défaites
et maître alors de prendre une revanche insolente ; — ce
n'est là qu'une faible esquisse de l'état de la France à
cette lamentable époque, dont la plaie est encore sai-
gnante aux yeux des hommes qui n'ont pas oublié les
nobles traditions de notre patrie et ont foi dans ses des-
tinées. Mais que ces hommes se rassurent et se consolent,
il y eut à tous ces maux une compensation.

— Sans doute, allez-vous dire : la cessation d'une
guerre sanglante et terrible, la lutte des intérêts et des
idées passant des champs de bataille dans l'arène moins
périlleuse des parlements ; une constitution nouvelle,
pont jeté sur l'abîme qui séparait le passé du présent, et
paraissait alors une garantie de sécurité pour tous ; —
toutes ces choses-là, malgré les immenses sacrifices

qu'elles nous avaient coûtés, pouvaient être considérées comme une compensation, au moins partielle, aux affreux malheurs de la France.

— Vous n'y êtes point. Il s'agit de bien autre chose, vraiment! — Ecoutez, et ne riez pas..... si vous pouvez.

« Sans la grande catastrophe de 1814, se demande **M.** »Bouillaud avec une curiosité mêlée d'effroi, *qui sait* »*si jamais Broussais eût accompli sa glorieuse destinée de* »*Réformateur de la Médecine ?* »

Eh bien! Messieurs, qu'en dites-vous? Avais-je tort de vous promettre du neuf, et ai-je tenu ma parole? De bonne foi, que peut-on répondre à une raison de cette force? Quant à moi, j'en suis tellement ahuri, qu'il ne me reste que le courage de déplorer l'injuste oubli, j'allais dire l'ingratitude commise envers Broussais par nos historiens modernes qui ont l'air de ne pas se douter de la chose, et de prier M. Thiers de réparer ce déni de justice, quand il en sera arrivé là de sa très-savante, très-belle et très-assommante *Histoire de l'Empire.*

Le dogme principal de la doctrine de Broussais est celui de l'école Organicienne, à savoir: que l'anatomie et la physiologie sont les bases fondamentales de la médecine. — Arrêtons-nous un moment pour examiner cette affirmation, et commençons par l'anatomie.

Je ne voudrais pas le moins du monde médire d'une si grande dame, qui règne et gouverne aujourd'hui presque sans rivale dans l'empire médical; cependant, et avec tout le respect que l'on doit aux puissances, je me permettrai sur son compte deux petites observations : on comprendra que c'est pure déférence de ma part, quand je pourrais en faire par douzaines.

La première, c'est que — il y a plus de 2000 ans de cela — la médecine était constituée comme science, dans ses dogmes principaux, et comme art, par la découverte et l'usage des moyens thérapeutiques les plus puissants, avant qu'on eût ouvert un cadavre (1). Ceux qui savent lire Hippocrate seront garants de ce que j'affirme ici ; quant aux autres, je me bornerai à leur demander si, sous l'influence de l'anatomie, on a fait une découverte thérapeutique comparable à celle de la saignée, du vomitif et de l'opium, ces trois agents héroïques de l'art de guérir, comme les appelle Hufeland (2).

Ma seconde observation, c'est que les plus illustres anatomistes ont été tous, sans exception, de pauvres médecins. — Ici, il me semble voir maint lecteur s'horripiler et crier au vandalisme et même au crétinisme. Faites, Messieurs, ne vous gênez pas : en attendant, je maintiens mon dire. Tenez, ils sont là tous vos grands anatomistes : Vésale et Eustachi, Fallopio et Varoli, Ingrassia et Aranzi, Fabrizio d'Aquapendente et Thomas Bartholin, G. Harvey et Aselli, Borelli et Malpighi, Ruysch, Bellini, Pacchioni, Valsalva, Morgagni, Haller, Vieussens, Pecquet, de Graaf, Albinus, Mascagni, etc., etc. Ce sont là des noms illustres, vénérés à juste titre par les amis de la science ; je l'accorde, j'y souscris, je les estime fort et les admire moi-même. Mais si vous me citez un grand médecin là-dedans, je dis un seul, qui soit digne d'être mis à côté de Stahl ou de Barthez, de Fernel ou de Sydenham, de Stoll ou de De Haën, de Cullen ou de Borsieri, de Grimaud ou de Bérard, de Baillou ou de Frank, — dont la plupart faisaient peu de cas de l'anatomie —, je suis prêt à proclamer la médecine exacte comme le

---

(1) Fréd. Bérard, *Doctrine de Montpellier*, p. 306-7. — R. d'Amador, *Disc. sur la pathologie générale*. Montpellier, 1838, p. 48.

(2) Die drei Kardinalmittel der Heilkunst. *Enchiridion medicum oder Anleitung zur medicinischen Praxis*. 2ᵉ édit., Berlin, 1836, p. 805 et sq.

chef-d'œuvre de l'esprit humain, et M. Bouillaud comme le génie médical de l'époque (1).

. Les médecins que je viens de citer avaient tort assurément de mépriser l'anatomie : mais il faut bien admettre que, si l'on peut devenir un grand médecin sans être un habile anatomiste, et si la médecine a pu se constituer à l'état de science sans le secours de l'anatomie, l'anatomie n'est pas la base fondamentale de la médecine. Si cela était, si l'anatomie était à la médecine ce que les mathématiques sont à l'astronomie, par exemple, il est clair qu'alors on serait d'autant plus médecin qu'on serait plus anatomiste, de même que les plus profonds mathématiciens sont les plus savants astronomes ; — mais il n'en est rien, et nous avons même vu que c'était le contraire qui était la vérité. Donc... concluez vous-mêmes.

Encore, si l'on voulait dire par là que l'étude de l'anatomie doit, aujourd'hui, précéder celle des autres branches de la science médicale, — je serais assez de cet avis, parce que, en toute étude sérieuse et difficile, il convient de procéder du simple au composé, du connu à l'inconnu, des idées concrètes aux idées abstraites. Mais je ne voudrais pas que l'on oubliât que l'anatomie est simplement la connaissance de l'appareil instrumental humain, et que si, comme telle, elle a son incontestable utilité et son importance, elle ne nous donne pas, elle ne peut pas nous donner la notion du double dynamisme qui anime ce système organique. Cette dernière notion est le sujet de la physiologie et de la psychologie. Nous n'avons pas, en ce moment, à nous occuper de psychologie ; mais, pour continuer notre marche, nous devons examiner cette proposition : La physiologie est-elle la base de la médecine ?

(1) Munaret, *Du médecin des villes et du médecin de campagne.* 2ᵉ édit., 1840, p. 530.

Il y a ici une petite confusion — je pourrais même dire
une grande — qu'il est bon de débrouiller.

On sait ce qu'à Paris on entend par physiologie. Ouvrez
les livres qu'on y a publiés sur cette science, depuis
Bichat et Richerand jusqu'à Magendie, Adelon, Brachet,
Lepelletier, Comte, Marchal, Bourdon, etc., vous n'y
trouverez guère que des notions de physiologie élémentaire, organique, ce qu'on appelait jadis « l'usage des
»parties. » Dans ces dernières années, on y a joint des recherches de chimie et de microscopie, aujourd'hui fort en
vogue (1). Mais de tout cela il ne pouvait sortir qu'une
médecine matérialiste, terre à terre, bornée comme sa
mère à ce que Cousin appelle le sensualisme (2) et Ampère le point de vue autoptique (3). Et comment comprendre avec cela les maladies générales, les fièvres essentielles, les affections, les maladies synergiques, récorporatives, les crises : bref, les manifestations harmo-
niques du principe vital et le principe vital lui-même?
Aussi, on a jugé plus expéditif et plus commode de nier
tout cela en masse, et de jeter l'épithète de métaphysi-
ciens ou d'ontologistes, voire d'utopistes et de radoteurs,
à la tête de ceux qui prennent la peine d'étudier ces faits-
là, tout aussi peu contestables que les autres pour être
moins à la portée de tous les esprits. Et ainsi a-t-on fait;
de là, la belle Médecine que vous savez.

---

(1) Les Allemands, qui ont eu le mérite de s'élever à des considérations plus hautes et plus compréhensives, sont malheureusement tombés pour la plupart dans les abîmes sans fond et sans
issue du panthéisme. Voyez Carus, Tiedemann, Meckel, Oken,
Spix, Burdach, celui-ci surtout, Müller, quoique ce dernier paraisse faire quelques efforts pour sortir de l'ornière fatale.

(2) *Histoire de la philosophie au dix-huitième siècle*, 2e série,
9e leçon, II. 220. Edit. 1847.

(3) *Essai sur la philosophie des sciences.* Paris, 1835. 1 vol.
in-8o. Le 2e n'a pas été publié.

Mais si la physiologie élémentaire ne peut pas servir de fondement à la médecine, sera-ce la physiologie transcendante, celle qu'on peut définir « la science de la vie »humaine », qui pourra et devra remplir cet office ?

La question n'est pas aussi facile à résoudre qu'elle le paraît tout d'abord. Examinons, en effet.

Quæ faciunt in sano actiones sanas, eadem in ægro morbosas : Les puissances actives qui régissent l'économie vivante dans l'état de santé, sont les mêmes que celles qui le gouvernent dans l'état de maladie. Voilà qui est incontestable assurément. Les maladies n'étant que des aberrations de l'état physiologique (1), il est évident que la connaissance de cet état est utile à celle des premières. « Sans la connaissance de la nature de l'homme, dit M. » Lordat, la médecine n'est pas une science (2). » Une science, je l'accorde ; mais un art, c'est différent. Ce n'est pas moi qui nierai les rapports plus ou moins intimes qui relient, coordonnent et harmonient les diverses branches du savoir humain ; mais je ne voudrais pas que l'on perdît de vue que, considérée en soi et quant à ses sources, chaque science repose sur des faits qui lui sont propres, des faits spéciaux, autochthones, pour ainsi parler, lesquels constituent son essence et son indépendance relatives, j'allais dire son individualité. « La physiologie, »dit Bérard, repose sur les faits physiologiques, comme la »doctrine pathologique sur les faits de ce dernier ordre. »Ce qui a arrêté les progrès de celle-ci, c'est qu'on ne l'a »pas considérée en elle-même et comme une science propre ; on ne l'a prise que pour une des divisions de l'application de la physiologie ; et cette association, trop étroite

---

(1) Fouquet, *Disc. sur la clinique.—Rec. de disc. de la Faculté*, in-8°, Montpellier, 1820, p. 135.

(2) *Ebauche du plan d'un traité complet de physiologie humaine*, p. 7.

»ou prématurée, a détruit, j'ose le dire, la pathologie...
»Les sciences doivent être constituées comme les états
»politiques, les unes par rapport aux autres. Le premier
»point est d'assurer leur existence, et, pour cela, il faut
»établir avant tout leur indépendance absolue, qui seule
»en est le garant. Ce n'est qu'ensuite que l'on peut et que
»l'on doit seulement établir des alliances plus ou moins
»étroites, selon les rapports de parenté, d'intérêts, de
»mœurs, d'habitudes, de langage, etc..... Sans cela, les
»traités ne sont pas des alliances mais des conquêtes, des
»conventions mais des violences (1). »

Et ailleurs : « Il est évident que la médecine empirique,
»ou plutôt la médecine d'observation, est le fondement,
»le point de départ de la médecine même, surtout consi-
»dérée comme art. En effet, un art qui touche à des inté-
»rêts aussi délicats que celui-ci, doit appuyer ses opéra-
»tions habituelles sur la partie la plus solide. Or, cette
»partie la plus solide, et qui, par conséquent, doit être la
»base de toutes les autres, est sans contradiction l'obser-
»vation clinique. On ne doit jamais sacrifier celle-ci à
»l'interprétation théorique, et, quand il y a désaccord
»entre elles, le praticien n'a point à hésiter pour savoir
»celle qu'il doit prendre pour guide (2). »

Et Bérard a raison. Mon Dieu! ne nous faisons pas plus
grands seigneurs que nous ne le sommes. Je ne contes-
terai point,—j'aurais fort mauvaise grâce à le faire, moi
qui lutte ici, dans la mesure de mes forces, contre ceux
qui rabaissent la science jusqu'au pur sensualisme —, je
ne conteste pas que la connaissance des lois de la vie ne
soit d'une immense utilité dans la pratique de notre art,
et j'espère bien que cette application deviendra de jour en

(1) *Doctrine de Montpellier*, p. 211-12. Notes.
(2) *Applic. de l'anal à la méd. prat.*, p. 359.

jour plus étendue et mieux comprise. Mais, dans la majorité des cas, c'est surtout à l'observation clinique directe, à l'empirisme, en un mot, que nous sommes obligés d'avoir recours. Car, il faut bien le reconnaître, la médecine n'en est encore qu'au premier degré de prévision scientifique, c'est-à-dire à la connaissance, — souvent même incomplète et confuse —, de l'ordre de succession des phénomènes, et non à la notion de leur loi de génération, comme l'astronomie, par exemple (1). Quand elle en sera à ce dernier point, si jamais elle y arrive, alors il sera aisé de descendre des hauteurs des lois générales de la vie à la notion des faits particuliers de la pathologie et à la détermination précise des méthodes thérapeutiques. Jusque-là, force nous est bien de faire d'abord de l'empirisme, rationnel, scientifique, je le veux, mais enfin de l'empirisme; — et puis, dans quelques cas et quand la chose est possible, d'essayer avec prudence et sévérité la synthèse idéologique, sans laquelle il n'est point de science à proprement parler.

Mais il est temps de conclure, et voici nos conclusions :

1° Oui, la médecine de Paris repose sur l'anatomie et sur la physiologie du même terroir.

2° Non, la physiologie de Paris ne doit pas être la base de la médecine vraie.

3° La véritable médecine doit reposer à la fois sur l'anatomie, sur la physiologie organique et sur la physiologie transcendante, mais surtout et avant tout sur l'observation clinique pure et directe, laquelle doit juger en dernier ressort les questions médicales, puisque le premier et le plus essentiel but de notre art est la guérison des maladies qu'elle seule peut enseigner.

---

(1) Buchez, *Introduct. à l'étude des sciences médicales*, p. 6 et 8. Paris, 1838.

M. Bouillaud se flatte, à mon avis, quand il se donne comme le disciple de Broussais. Il ne suffit pas pour cela d'avoir suivi les leçons d'un maître, et de l'imiter en quelques points secondaires de ses doctrines. Il faut s'être pénétré de l'esprit qui les anime et les caractérise, et continuer l'œuvre magistrale en l'étendant et la développant dans ses tendances logiques : ainsi ont fait Juncker de Stahl, et Lordat de Barthez. — Broussais n'a jamais nié la force vitale; il l'a même affirmée en mainte occurrence avec une vigueur peu commune de style et de pensée. Je pourrais extraire de ses écrits un grand nombre de passages qui ne dépareraient pas les pages les plus orthodoxes de nos grands vitalistes. Citons-en quelques exemples.

Voulez-vous lui entendre proclamer le dogme capital du Stahlianisme ? Ecoutez : « La composition des organes »et des fluides est une chimie particulière à l'être vivant. »*La puissance inconnue qui met cette chimie en action donne* »*aux organes,* EN LES COMPOSANT, la faculté de se mouvoir »en se contractant (1), *et à leur ensemble la faculté de* »*témoigner qu'il est sensible* (2). » Voulez-vous une reconnaissance formelle de la puissance médicatrice ? « Il est »toujours dangereux de ne pas arrêter une inflammation »dans son début, car *les crises sont des efforts violents et* »*souvent dangereux* QUE LA NATURE DÉPLOIE POUR SOUSTRAIRE »L'ÉCONOMIE A UN GRAND DANGER (3). » Vous plaît-il enfin d'entendre proclamer la force vitale sous son véritable nom ? Voici : « Le nerf grand sympathique ou trisplanch- »nique est, comme l'indiquent ces dénominations, chargé

----

(1) Il est inutile de faire observer que Barthez a démontré que les organes pouvaient se mouvoir autrement que par la contraction; mais cette erreur de Broussais nous est indifférente pour le moment.

(2) *Examen des doctr. méd.*, VIᶜ proposit , 2ᵉ et 3ᵉ édit.

(3) Propos. 262.

»d'associer entre eux les viscères des trois grandes cavités.
»On a dit qu'il présidait à la nutrition : cette proposition
»mérite d'être expliquée. Ce n'est pas comme donnant aux
»tissus la faculté d'assimiler, de transformer la matière
»animale mobile dans les sécréteurs, de l'appliquer aux
»tissus en la solidifiant, ni d'expulser les molécules qui
»ne peuvent plus en faire partie, qu'il préside à la vie
»intérieure. *Ces opérations sont d'un autre ordre; elles*
»*appartiennent* A LA FORCE VITALE PRIMITIVE, et font partie
»de cette chimie vivante *qui n'est pas cette force, mais qui*
»*en est* LE PREMIER SIGNE ET LE PREMIER EFFET. Ce que j'avance
»ici est si vrai, que *c'est cette force elle-même* QUI FORME
»ET ENTRETIENT *le grand sympathique* : OR, IL SERAIT AB-
»SURDE D'ATTRIBUER A CE NERF LA FACULTÉ PAR LAQUELLE IL
»EXISTE (1). » Vous l'entendez, Messieurs; il est absurde
d'attribuer aux organes la force par laquelle ils existent,
et c'est pourtant sur cette absurdité palpable que repose
tout entière la doctrine des Organiciens !

Et M. Bouillaud, avec son grossier mécanisme, viendra se dire le disciple de l'homme qui a écrit les lignes
remarquables que je viens de citer! Broussais, il est
vrai, n'a pas toujours été conséquent aux principes
qu'il pose ici; s'il l'eût été, sa place serait marquée entre
Stahl et Barthez. Mais du moins Broussais n'a jamais pro-
fessé que l'homme fût une pure machine, une manière de
tourne-broche, comme n'ont pas craint de le faire certains
adeptes de l'Organicisme (2).

Suivant Broussais, la médecine pratique consiste à « pui-
»ser dans la physiologie les traits caractéristiques des
»maladies, et à débrouiller, par une savante analyse, les

---

(1) Cité par Pidoux, *Traité de thérapeut.* III. 172-3. Edit. 1839.
(2) « En naissant la machine est montée, elle marche. » Rostan,
Cours de médecine clinique, I. 1. 1826.

»cris souvent confus des organes souffrants...... Mais,
»ajoute-t-il, ce n'est pas assez de savoir quel est l'organe
»malade; il faut encore déterminer *pourquoi* il l'est,
»*comment* il l'est, et de quelle manière il est possible de
»faire qu'il ne le soit plus; car c'est en cela (suivant lui)
»que consiste la connaissance de ce qu'on doit entendre
»par la nature d'une maladie (1). »

Au premier abord, j'en conviens, ce programme-là
paraît séduisant, rationnel et même naturel, car malade
et médecin sont également portés à se préoccuper de
l'organe souffrant, quand il y en a un. Mais, avec un peu
de réflexion, on voit bientôt qu'il est faux ou tout au
moins incomplet.

En effet, il n'est pas toujours facile ni même possible
de trouver l'organe qui est le « douloureux mobile » de
la scène pathologique, par l'excellente raison qu'il n'y
en a point et qu'il ne peut point y en avoir. Exemple: le
scorbut. La maladie consisterait-elle par hasard dans le
ramollissement des gencives ou dans les ecchymoses des
jambes ? Le plus intrépide localisateur n'oserait le dire,
et Broussais lui-même en a donné une étiologie que
« signerait des deux mains » le vitaliste le plus scrupu-
leux. Ici la cause (mauvaise alimentation) est si évidente,
qu'elle ne fait l'objet d'un doute pour personne. Je ne m'y
arrêterai donc pas davantage.

Mais, pour être moins patentes dans d'autres maladies,
les causes générales qui les produisent n'en sont souvent
pas moins réelles, et ce serait bien le cas de répéter ici,
quoique dans un sens différent, le mot du divin législateur :
« L'homme ne vit pas seulement de pain. » Il vit aussi,
il vit surtout et avant tout d'air, si justement nommé *pa-
bulum vitæ*, car si nous mangeons du pain deux ou trois

---

(1) Premier examen, p. 412-13.

fois par jour, nous respirons quinze fois par minute.
»Nous vivons d'air plus que de pain, fait dire Bordeu à
»son vieux médecin des Pyrénées ; voilà pourquoi ceux
»de vos villes qui ont de bon pain et de mauvais air se
»portent moins bien que nous qui avons de bon air et de
»mauvais pain (1). » Et voyez ce qui arrive à la plupart
de ces pauvres ouvriers de la province qui vont travailler
à Paris. Habitués à respirer l'air pur des champs ou des
petites villes, dès qu'ils sont plongés dans l'atmosphère
de la capitale, contaminée par les émanations d'un million
d'êtres humains entassés dans un espace relativement
trop circonscrit, ils se trouvent soumis à l'absorption incessante de ces miasmes délétères. Ajoutez à cela une
nourriture souvent insuffisante et même viciée, des travaux excessifs ou une oisiveté forcée plus meurtrière encore par les privations qu'elle impose et les chagrins qui
en résultent, des logements étroits, obscurs, humides,
encombrés, résultat inévitable de la misère des uns et
de la cupidité des autres, — et vous comprendrez pourquoi la plupart de ces malheureux sont pris de ce qu'on
appele la fièvre typhoïde, et que nous appelons, nous,
fièvre putride, adynamique, maligne, nerveuse, etc.,
suivant les éléments qui la constituent et leur prédominance relative. Quoi qu'il en soit, les symptômes primi-
tifs qui annoncent ces redoutables pyrexies sont tout
d'abord une faiblesse extrême, immense, invincible ; un
abattement physique et moral porté à un très-haut degré ;
céphalalgie, vertiges, écoulement d'un sang noir et pois-
seux par les narines, etc., — signes indubitables d'une
affection générale et d'une atteinte profonde portée aux
sources mêmes de la vie. Les lésions locales, telles que la
douleur et le gargouillement dans la fosse iliaque droite,

---

(1) *OEuvres compl.*, édit. Richerand. II. 693.

la diarrhée, les mouvements fluxionnaires vers la poitrine ou vers la tête, si faussement pris pour des inflammations, et, ce qui est pis, pour des inflammations primitives et phlegmoneuses, tout cela ne vient que plus tard, et ne vient pas toujours, la maladie continuant parfois d'être générale dans toute la force du terme.

Quand les causes agissent avec une grande énergie, la mort peut avoir lieu presque dès l'invasion du mal, comme on l'a vu dans les épidémies de typhus (1); et nous avons déjà montré que Broussais lui-même rejetait alors toute idée d'inflammation ou de lésion locale, et attribuait, comme nous, la mort à l'intoxication foudroyante (sideratio) du système nerveux (de la force vitale).

« Lorsque, dit Barthez, le sentiment des impressions »d'un poison s'étend à tout le système avec une très-grande »célérité, elles peuvent causer la mort avant qu'il ne se »forme des inflammations ou d'autres corruptions de l'or-»gane auquel le poison s'applique, ou de celui qu'il affecte »spécifiquement. Dans une semblable commotion univer-»selle, la nature ne peut produire ces suites de mouvements »synergiques dont le concours est nécessaire pour qu'il se »forme un état d'inflammation ou d'autre lésion organique. »— Si, au contraire, le sentiment des impressions véné-»neuses se porte, dans tout le système, avec une succes-»sion lente et graduée, il peut se développer différentes »suites de mouvements que les divers poisons déterminent »par les degrés et plus encore, sans doute, par les modes »de sensibilité qu'ils excitent. C'est ainsi que sont attaquées »d'inflammations ou d'autres corruptions les parties aux-»quelles ces poisons s'appliquent immédiatement, et celles

(1) Hildenbrand, *Du typhus contagieux*, trad. Gasc, pag. 154. Paris, 1811, in-8°.

»que peut frapper leur action spécifique (1). » Et voilà les vrais principes, voilà la véritable théorie des lésions locales dans les fièvres essentielles. Nous y reviendrons; tenons compte seulement, en passant, de ces remarques savantes et profondes.

Mais il y a plus encore : alors même qu'il existe un « organe souffrant », dont les cris sont assez bruyants pour dominer toute la scène pathologique, au point qu'il paraît y jouer le principal et même l'unique rôle, il y a lieu de se demander si cette domination est légitime, réelle, ou bien s'il n'y a pas usurpation. En d'autres termes, et pour sortir de la métaphore, il faut déterminer si l'altération de cet organe est le phénomène initial de tous les autres, s'il contient la raison suffisante de la maladie tout entière, si cette lésion est primitive et essentielle, — ou bien si l'organe n'a été affecté que secondairement à un état général qui s'est exprimé d'une manière plus spéciale sur cette partie. Dans ce dernier cas, tout en veillant, comme de juste, à la préservation de l'organe, surtout s'il est un de ceux qui remplissent une fonction considérable dans le système vivant, il faut s'adresser à l'état général qui domine toute la scène, l'attaquer avec vigueur, car c'est sur cet état seul que reposent les bases fondamentales du traitement.

Mais le point que j'examine en ce moment est d'une si haute importance, il peut si bien faire ressortir, faire toucher du doigt, pour ainsi dire, les dissidences doctrinales des Ecoles de Paris et de Montpellier, que je veux m'y arrêter un peu plus.

Un sujet se présente offrant les symptômes suivants : difficulté de respirer, douleur pongitive au côté, crachats sanglants, fièvre variable, pouls dur et fréquent, ou petit

---

(1) *Nouv. élém. de la science de l'homme*, II. 199.

et concentré, râle crépitant, son mat à la percussion du côté malade...... et le reste. — Assurément, il ne sera difficile à personne de diagnostiquer une péripneumonie ou, comme nous disons ici, une fluxion de poitrine, expression bien préférable, ainsi que nous aurons l'occasion de nous en assurer plus tard. — Quand j'aurai percuté, ausculté, mesuré la poitrine du sujet avec le plus grand soin, — limité avec la dernière précision l'étendue du tissu pleural et pulmonaire envahi par l'inflammation; quand j'aurai décrit de la façon la plus expressive et la plus pittoresque les mille et une nuances du bruit respiratoire et du son vocal, — pesé en quelque sorte la quantité de sérosité épanchée dans la cavité de la plèvre; — aurai-je acquis par là un diagnostic complet, alors même que j'y ajouterais quelques considérations banales sur l'âge, le sexe, la constitution du malade? Aurai-je *ipso facto* une notion suffisamment étendue, exacte, claire, médicale, en un mot, et de la nature du mal et du traitement que je dois employer?

Non, mille fois non. Voilà pourtant le point où s'arrêtent les Organiciens; et, quand ils ont fait jouer la lancette et les ventouses scarifiées (quelquefois, pour la forme, usé des vésicatoires); quand le malade, épuisé, haletant, exsangue, n'offre plus matière à saignée, ces Messieurs se croisent les bras, et tout est dit: le pauvre patient devient ce qu'il peut. Toutefois, il est juste de dire que tous les malades ainsi traités ne meurent pas, et que l'on trouve des exemples de guérison, — si j'ose employer ce mot —, jusque dans les statistiques de M. Bouillaud.

Telle n'est pas la conduite du médecin élevé dans les principes de l'Ecole de Montpellier. Parfaitement convaincu que « l'affection pneumonique, *comme toutes les* »*autres affections locales*, doit être étudiée dans le génie

»de la fièvre qui l'accompagne, et le plus généralement »dans la constitution annuelle » (1), — il n'a garde de s'arrêter à ces notions purement anatomiques et *autoptiques*; et, tout en les appréciant à leur valeur réelle, il cherche à remonter plus haut et plus loin dans la généalogie des phénomènes morbides.

Ainsi, après avoir constaté la lésion locale, son siége précis, son étendue, etc., et il suffit pour cela d'avoir des yeux et des oreilles, il tient compte des considérations suivantes:

I. On est à la fin de l'hiver ou au commencement du printemps, le temps est froid et sec, le vent souffle du nord ou de l'est; le mercure est fort élevé dans le baromètre; le pays est montueux, élevé, sain d'habitude; le sujet est dans la force de l'âge, sa constitution est vigoureuse, son tempérament sanguin ou même pléthorique; il a passé subitement d'une vie très-active à un état d'oisiveté relative ou absolue; une hémorrhagie habituelle s'est supprimée, etc. Après plusieurs jours de malaise, de lassitudes spontanées, de bouffées de chaleur, de tintements d'oreilles, de vertiges, d'oppression, de douleurs vagues, — il a été pris d'un frisson intense, suivi bientôt d'une douleur de côté vive, accompagnée de turgescence de la face, d'un pouls dur et fréquent; — ou bien le pouls, d'abord serré et petit, s'est relevé fort et ondoyant, sous l'influence d'une saignée ou d'une hémorrhagie spontanée.

A ces caractères, il est impossible de méconnaître une pneumonie inflammatoire, ou mieux une fièvre inflammatoire péripneumonique, comme disait Fréd. Hoffmann.

Alors, ma foi! le médecin de Montpellier joue de la

---

(1) Grimaud, *Cours de fièvres*, II. 245. *Voy.* aussi III. 289, IV. 32, 79, 91, etc.

lancette tout comme un autre, — avec cette petite différence qu'il ne perd jamais de vue :

1° Que « les saignées, pour être utiles, doivent être
»faites avec modération » (1);

2° Qu'il « s'en faut bien que l'affection phlogistique
»établisse en soi une affection aussi grave et aussi dan-
»gereuse qu'on le pense communément, et que les mé-
»decins dont toute la pratique se borne à un régime
»anti-phlogistique, sont bien loin de connaître et de
»pouvoir *aider tous les moyens de la nature* » (2);

3° Que, toute inflammation locale étant le résultat et
l'appareil instrumental d'une élaboration synergique de
la force vitale, qui a pour but la neutralisation ou l'élimination d'un stimulus accidentel ou nouveau, — il est
de la plus haute importance de laisser à cette providence
intérieure (suivant l'heuseuse expression de Broussais)
les moyens nécessaires pour produire ce résultat;

4° Que l'expérience et le bon sens démontrent sura-
bondamment que l'abus des saignées, quand il n'emporte
pas d'emblée le patient, amène des convalescences interminables, des anasarques, des phthisies et d'autres graves
accidents, surtout chez les malheureux qui peuplent les
hôpitaux.

Cependant, comme il se pique de marcher avec la
science, et qu'il ne dédaigne aucun progrès sérieux et
réel, il use parfois avec prudence des traitements nouveaux, quand ils lui paraissent rationnels. Ainsi, il lui
arrive de temps à autre, et quand il en voit l'indication,
d'employer le tartre stibié à la méthode italienne. Et,
pour mon compte, s'il m'est permis de me citer, j'ai
obtenu de fort beaux succès de ce médicament dans la

(1) Bordeu, *OEuvres compl.*, II. 604.
(2) Grimaud, *Cours de fièvres*, II. 328.

pneumonie exquise, légitime, franchement inflammatoire, lorsqu'une saignée et une application de sangsues avaient modéré la violence des premiers symptômes. La convalescence est alors d'une promptitude étonnante.

II. D'autres fois la maladie se présente avec des caractères différents : le point de côté est moins violent et augmente peu sous l'influence de la toux et des mouvements respiratoires, mais il occupe plus d'étendue et semble envahir l'épigastre et les hypochondres, le droit surtout, et même la région lombaire ; la bouche est amère, la langue est recouverte, notamment à la base, d'une couche épaisse de matières d'un vert jaunâtre ; il y a des nausées, des vomituritions, une soif ardente, diarrhée, face pâle et virant au vert ; le pouls est fréquent et dur, la chaleur de la peau est âcre et ardente, les anxiétés sont insupportables ; — la température de l'atmosphère est très-élevée et très-sèche, les affections bilieuses dominent, etc.

Bref, la pneumonie est bilieuse (1). Eh bien ! dans ces cas-là, où la saignée serait toujours dangereuse et souvent funeste (2), à moins de complication inflammatoire, un émétique emporte le mal avec une merveilleuse rapidité, et le malade vomit la fièvre avec le point de côté, pour employer une expression énergique et pittoresque de mon savant ami le docteur Kühnholtz.

III. D'autres fois la fièvre est nulle, le malade est plutôt froid même ; le pouls est à peu près naturel, souvent rare et petit ; mais la douleur de côté est vive, quoique très-circonscrite ; la difficulté de respirer est extrême, les

---

(1) Hippocrate, *De morbis*, *lib. II*, *no* 48. — Forcest, *lib. XVI*, *obs.* 46. — Stoll, *Ratio medendi*, ann. 1776 *(p. 22 et seq.*, édit. de l'*Encycl. sc. méd.)*. — Bianchi, *Histor. hepat.*, passim.

(2) *V.* Baillou, Pringle, Stoll, Schrœder, Grimaud, etc., etc.

extrémités sont froides, l'urine aqueuse, la face pâle et contractée ; — la maladie est nerveuse, *sine materie*. Dans ce cas, bien indiqué par Hippocrate sous le nom de *pleuritis sine sputo*, le but que doit se proposer le praticien, suivant le Vieillard de Cos, c'est de répartir la maladie dans l'économie tout entière : *ità ut morbus per totum corpus dispergatur* (1). De petites saignées révulsives et anti-spasmodiques peuvent contribuer à cet effet ; mais il faut beaucoup de prudence dans l'emploi de ce moyen, qui est rarement utile. Ce sont surtout les toniques et les anti-spasmodiques, aidés des attractifs aux membres inférieurs, qui réussissent alors. Baillou a vu périr tous les malades saignés en pareille occurrence ; Joseph Frank ne perdit qu'un malade sur 84, en usant des toniques et des anti-spasmodiques ; Sarcone sauva presque tous les siens avec l'opium, Baglivi avec le camphre, etc. Barthez employa aussi les narcotiques avec succès dans l'épidémie de Grandville (2). Dans l'hiver de 1844 à 45, j'ai vu un certain nombre de pneumonies de ce genre (dix), accompagnées d'un état adynamique et ataxique graves, où le musc, le quinquina et le vin, avec les attractifs et les épispastiques, firent merveille, puisque je fus assez heureux pour ne perdre aucun malade.

Comme je ne fais pas ici une monographie sur la péripneumonie, je suis obligé de me restreindre ; mais, avant de finir sur ce point intéressant de médecine pratique, je veux citer un dernier cas, assez commun dans nos pays méridionaux et marécageux.

IV. Après un frisson violent et d'une durée parfois très-longue, une chaleur vive se manifeste, avec point de côté, toux, crachats sanglants, oppression extrême, etc. ;

---

(1) *De morbis, lib. I, n° 44.*

(2) *Observat. sur la constitut. épidém. de l'année 1756 dans le Cotentin*, in *OEuvres diverses*. Montpellier, 1816.

mais la face du malade est pâle, grippée, d'un aspect
sinistre : l'œil surtout est cave et la paupière inférieure
plombée ; l'expression de l'œil et de la face a quelque
chose de hagard bien connu des praticiens exercés. Cependant, après quelques heures, une sueur abondante se
manifeste, et, sans que le traitement ait eu le temps
d'opérer, souvent même sans qu'on ait rien fait du tout,
tout ce formidable appareil symptomatique, qui semblait
annoncer une mort imminente, s'évanouit entièrement,
pour faire place à un état qui ne diffère de la santé que
par un peu de lassitude et de faiblesse.

Que deviendrait le malade, je le demande, si le médecin, uniquement préoccupé de « l'organe souffrant »,
perdait de vue l'*affection* périodique qui va bientôt dé-
ployer un nouvel appareil morbide, s'exprimant peut-
être sur d'autres parties (1) et capable d'emporter le
malade en quelques heures?

J'en appelle maintenant à tout médecin qui n'a pas
renoncé à l'usage de sa raison : qu'il me dise, la main
sur la conscience, si la détermination, aussi précise qu'on
le voudra, de l'étendue du poumon ou de la plèvre enflammée, de la quantité de l'épanchement pleural, si tout
cela bien et dûment vérifié avec le stéthoscope et le plessimètre, quelles que soient l'importance et l'utilité de ces
notions que je n'ai garde de contester, — si tout cela, dis-je,
est à comparer, *au point de vue de l'art ou de la médecine
pratique*, à la détermination de la nature de l'affection,
de celle de la fièvre, de l'état général des forces vitales,

---

(1) J'ai vu des fièvres intermittentes pernicieuses affecter des
organes distincts à chaque accès. Ainsi, ce fut dans un cas une
attaque d'apoplexie au premier accès et une métrorrhagie au
second : la malade guérit. Dans un autre cas, l'accès débuta par
une apoplexie et finit sous la forme d'une pneumonie : la malade
mourut au premier accès.

du mode de réaction de l'organisme, etc., laquelle peut seule donner le véritable diagnostic, le pronostic et les indications fondamentales du traitement.

Déjà Prosper Martian (le plus savant et le plus profondément médecin de tous les commentateurs d'Hippocrate, quoique le moins lu aujourd'hui) se plaignait des systématiques de son temps, qui n'avaient qu'une manière de traiter la pneumonie. Après avoir fait remarquer la diversité des méthodes thérapeutiques employées par Hippocrate dans cette maladie, il continue en ces termes, qu'on dirait écrits d'hier : « *Hos curationis modos adeò inter se* »*differentes in pleuritide notent juvencs qui uniformiter* »*omnes curant venœ sectione, purgatione, expectorantibus,* »*fotibus aliisque usitatis remediis, et videant quantùm ars* »*medica his temporibus perfectionis amiserit priscorum* »*respectu*, QUAMVIS CONTRARIUM UBIQUE JACTENT VERÆ ARTIS »IGNARI (1). » Hélas ! que dirait-il donc de nos positifs et progressistes qui n'ont qu'une corde à leur arc, la saignée, encore la saignée, et toujours la saignée !

Il faut donc employer l'analyse en médecine pratique, non pas seulement, comme le veut Broussais, « pour »débrouiller les cris de l'organe souffrant », mais dans le sens que l'ont fait tous les grands praticiens depuis Hippocrate et Galien, et que Stoll a rendu ainsi : « *Vellem* »*morbum ex pluribus conflatum in sua quodammodo ele-* »*menta dissolvere, ut indè ideœ nascantur illustres et direc-* »*trices quœ medicinam tutò regant* (2). »

Le lecteur me pardonnera, je l'espère, les détails dans lesquels je viens d'entrer, et l'étendue que j'ai donnée à l'examen critique du dogme principal de la médecine soi-disant physiologique. Je l'ai fait, parce que ce dogme

---

(1) *Commentar. in Hipp. De morbis*, *lib. III*, N° 23.

(2) *Rat. med.* III. 170, éd. de Vienne. 1780. Voy. aussi ses *Aphor.* 16 et 18. — Grimaud, *Cours de fièvres*, IV. 79. 81. 161, etc.

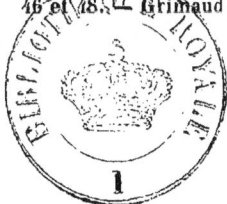

est encore celui de l'école la plus nombreuse et la plus puissante, et parce que, comme je l'ai déjà dit, cet examen était merveilleusement propre à faire ressortir les caractères respectifs des deux Ecoles rivales et les dissidences profondes qui les séparent.

J'ai dit plus haut que la médecine de Paris reposait sur la physiologie du même crû. Pour se convaincre de la vérité de cette assertion, on n'a qu'à se reporter à la première des propositions de physiologie que Broussais a mises en tête de ses deux derniers *Examens*. Cette proposition est ainsi conçue :

« La vie de l'animal ne s'entretient *que par* les stimu-»lants extérieurs, et tout ce qui augmente les phéno-»mènes vitaux est stimulant (1). »

C'est là-dessus, si l'on y prend bien garde, que repose tout l'édifice médical *contemporain*.

Assurément, il ne faut pas beaucoup de réflexion pour comprendre que les conséquences qui découlent naturellement d'un principe pareil sont celles-ci : négation de la force vitale, de son unité, de son autonomie ; négation de l'harmonie et de la solidarité des diverses parties qui constituent le système vivant ; négation des causes générales qui modifient l'ensemble de ce système, des maladies générales, affections essentielles, synergiques ; négation ou idées fausses des sympathies, qui deviennent alors je ne sais quels ricochets inintelligents et mécaniques ; négation ou plutôt méconnaissance complète de l'importante distinction des symptômes sympathiques et des symptômes synergiques ; — par contre, admission d'organes et de propriétés organiques isolés, sans lien de coordination, presque étrangers les uns aux autres,

---

(1) Broussais a développé cette théorie Brownienne et absurde dans son livre sur *l'Irritation et la Folie*, éd. 1829, pp. 47. 48. 50. 58. 63. 76. 77, etc.

sorte de république fédérative sans gouvernement central et commun ; admission des seules maladies réactives, et par suite thérapeutique misérable, étriquée et réduite au « pansement d'un organe », comme l'a dit avec tant d'esprit et de justesse, et un peu de malice aussi, notre excellent maître le professeur Lordat.

On pense bien qu'une pareille doctrine ne pouvait guère faire fortune à Montpellier, — chez ceux, s'entend, qui connaissent et pratiquent la méthode philosophique de la moderne Cos. Grâce, d'ailleurs, aux leçons et aux sages conseils du Maître que je viens de citer, et qui a toujours tenu d'une main si ferme et si glorieuse la vieille bannière du Vitalisme ; grâce à la vigoureuse critique qu'en fit Bérard dans les premiers cahiers de la *Revue médicale;* grâce aux avis paternels et aux exemples cliniques du savant et modeste Broussonnet, ainsi qu'aux sarcasmes pleins d'esprit et de sens de Lafabrie ; — les jeunes têtes sans cervelle — *quorum pars* — qui s'étaient laissé enivrer aux fumées du Physiologisme, furent bientôt dégrisées, et le fléau passa sans autre sinistre à déplorer.

Dans l'*Examen des doctrines médicales,* « ce monu-»ment-modèle et sans égal d'appréciation, de discussion »et de philosophie scientifiques », comme dit plaisamment M. le docteur Foucart (1), on trouve une critique de la doctrine de Montpellier, qui prouve, une fois de plus, qu'elle n'a pas été comprise par celui qui s'en est constitué le juge. Si l'on ne savait jusqu'où peut aller l'aveuglement des idées préconçues, on ne s'expliquerait pas, en vérité, comment une méthode philosophique si claire, si sévère dans sa marche et dans ses procédés logiques, une méthode suivie avec tant de succès et d'éclat dans les sciences physiques qui lui doivent les

---

(1) *Gazette des Hôpitaux* du 8 juillet 1847. Feuilleton.

progrès et la splendeur dont elles brillent aujourd'hui,
— cesse immédiatement d'être comprise, que dis-je? est
aussitôt méconnue, méprisée, bafouée, dès qu'on la
montre appliquée à la science de l'homme et à la médecine ! Et ce n'est pas seulement à Broussais que cette
remarque se rapporte. Dans un ouvrage récent publié
par M. le professeur de Blainville et M. l'abbé Maupied,
ouvrage remarquable par l'érudition, la profondeur de
la pensée, et, ce qui ne gâte rien, par l'esprit religieux
qui l'anime, on trouve sur les travaux de Barthez, — qui
n'est mentionné qu'en passant, tandis que Bichat, Pinel
et Broussais surtout y sont l'objet d'une longue appréciation — , on trouve, dis-je, sur les travaux de Barthez,
un jugement qui vient à l'appui de ce que j'ai avancé.
Voici le passage tout entier. « Les idées saines et fécondes
»de van Helmont et de Stahl sur les phlegmasies, et
»toute la direction de cette école, fut reprise par celle
»de Montpellier, représentée alors par Lamure, Bordeu
»et Barthez. L'âme organique de Stahl fut remplacée par
»le principe vital, *qui n'est pas mieux démontré*. En exa-
»gérant dans cette voie, il en résulte l'oubli de l'anatomie
»et de la voie expérimentale (1). » On voit que, malgré
leurs bonnes intentions, ces Messieurs se sont laissé par
trop influencer par le milieu ambiant. Ailleurs, ils n'ont
été guère plus heureux : « Maintenant, disent-ils en par-
»lant de Bichat, il va y introduire (dans les considéra-
»tions anatomiques de l'école de Haller) le principe vital
»de l'Ecole de Montpellier, transformé en forces vitales,
»qui n'en sont pas moins de l'ontologie, il est vrai, mais
»qui viennent expliquer les phénomènes de l'organisme,
»comme la pesanteur et l'attraction expliquent les phéno-

---

(1) *Hist. des sciences de l'organisation et de leurs progrès,
comme base de la philosophie.* 3 vol. in-8°. Paris, 1847. III. 129.

»mènes du monde physique général (1). » Cela serait vrai du principe vital, mais ne l'est pas des propriétés vitales de Bichat, qui manquent de *président*, comme dit Broussais en parlant des organes phrénologiques.

L'espace me manque pour m'arrêter à relever les erreurs qui se trouvent dans les lignes que je viens de transcrire ; je ne les ai citées que comme un nouvel exemple de prévention à l'égard de notre Ecole.

Mon intention n'est pas de revenir sur les points du Physiologisme qui sont aujourd'hui hors de cause, *id est* morts et enterrés. Mais, après un quart de siècle écoulé depuis la 2ᵉ édition de l'*Examen*, où l'on trouve une analyse des travaux de Barthez, il serait piquant de montrer lequel des deux est debout aujourd'hui, du critique ou du *patient*.

Citons comme exemples quelques-unes des objections du professeur du Val-de-Grâce.

D'abord, Broussais adresse à Barthez le banal et sempiternel reproche d'avoir personnifié le principe vital. Une plume plus habile que la mienne (2) ayant répondu à cette objection, je n'ai garde d'aller refaire ce qui a été déjà si bien fait. Je ferai seulement remarquer que, si Broussais avait bien saisi la méthode philosophique de Barthez, il aurait vu :

1° Que l'admission du principe vital est la conséquence logique, rigoureuse, inévitable, de l'étude et du rapprochement des divers ordres de faits vitaux, à aussi juste titre que l'admission de la gravitation est la conséquence de l'étude et du rapprochement des faits physiques de pesanteur, de chute des graves, etc. M. le professeur Golfin fait même observer avec raison que les physiciens,

---

(1) *Ibid.*, p. 198.
(2) Lordat, *Perpét. de la méd.*, p. 304 et sq.

en admettant l'attraction, vont bien plus loin, dans le domaine de l'abstraction, que les médecins qui admettent le principe vital, — puisqu'ils ne se bornent pas, comme ces derniers, à désigner abstractivement la cause des phénomènes statiques, mais bien l'opération génératrice de cette cause (1);

2° Que Barthez ne s'est pas prononcé, ne pouvait même pas, d'après ses principes, se prononcer sur la nature substantielle ou modale du principe vital ;

3° Que s'il a, dans ses *Eléments de la science de l'homme*, procédé par voie synthétique, c'est que cette méthode est la meilleure et la plus courte pour l'exposition dogmatique d'une science ;

4° Que si la *lettre* des expressions dont il se sert pouvait quelquefois, en effet, donner lieu de croire à la substantialisation de la force vitale, l'*esprit* du livre tout entier de Barthez protesterait au besoin contre cette supposition, attendu que ce livre n'est, en un sens, que la preuve et le développement de la nécessité de rester dans le scepticisme le plus complet sur ce point. Tout ce qui paraît s'écarter de cette ligne n'est qu'artifice et même beauté de style, surtout chez les écrivains supérieurs qui animent et vivifient tout ce qui passe sous leur plume. Je ne crains pas, quoi qu'en aient dit certains renards sans queue, de classer Barthez parmi les grands écrivains, parce que, indépendamment de la profondeur et de la justesse de la pensée, de l'enchaînement méthodique des idées et de la force de la logique, chez lui l'expression est presque toujours juste, énergique, et souvent élégante et pleine de sève.

Broussais pose l'argument suivant, qu'il croit formidable : « Dire que les maladies dépendent de l'affection

---

(1) *Etudes thérap. sur la pharmacodyn.*, p. 71. Montp., 1845.

»du principe vital, c'est dire qu'elles dépendent de la
»cause inconnue des phénomènes de la vie. Or, si cette
»cause n'est pas connue, ses affections ne peuvent
»l'être davantage. Donc c'est dire qu'on ne connaît pas
»la cause des maladies. Mais de quelle cause veut-on
»parler? Pourquoi la cherche-t-on dans l'affection d'une
»chose qu'on a refusé de faire connaître?....... On voit
»qu'avec cette question Barthez nous reconduit dans le
»vague des causes premières. » Et là-dessus Broussais se
frotte les mains, comme un homme enchanté de lui-même
et de la vigueur de sa dialectique.

D'abord, le principe vital n'est pas inconnu, dans le
sens réel du mot; il est tout aussi bien connu que peut
l'être une cause expérimentale quelconque, c'est-à-dire
qu'on peut fort bien le caractériser par ses attributs,
puisque l'essence des choses est impénétrable pour nous.
On peut donc, par l'étude de ces attributs, constater et
caractériser un principe inconnu dans son essence, sans
sortir de la limite des faits et de leurs inductions légitimes. Dire que *certaines* maladies sont des affections du
principe vital, c'est dire tout simplement que l'appareil
phénoménal sous lequel elles se montrent, et qui est la
maladie tout entière pour les esprits superficiels, — n'en
est que la manifestation apparente, et que la maladie
réelle, c'est-à-dire la cause formelle de cette manifestation, celle dont la détermination peut seule fournir le
véritable diagnostic, est plus haut et plus loin, et doit
être rapportée à la force vitale unitaire elle-même. —
Exemples : l'intervalle des accès de fièvre intermittente,
de goutte, d'hystérie, d'épilepsie, la période d'incuba-
tion des fièvres éruptives, l'état d'un sujet qui a la syphilis sans symptômes actuellement apparents, etc. (1).

---

(1) Broussais lui-même a un moment senti la vérité de cela,
quand il a dit que « toute maladie est vitale dans son principe. »

Dans tous ces cas, qui ruinent de fond en comble la théorie organicienne, c'est le principe de vie seul qui est atteint par la cause morbide, et non l'organisation.

Les maladies affectives peuvent donc exister *en puissance*, sans exister *en acte*, et c'est là ce qu'on a voulu dire à Montpellier. Nier ces faits, ce serait nier le soleil; et si ces faits sont constants, il faut bien en tenir compte et leur donner un nom. Eh bien! c'est là ce qu'on a fait ici, ni plus ni moins. Est-ce donc, après tout, une chose si ridicule, et était-ce bien la peine de s'égayer à nos dépens et de dépenser tant d'esprit en pure perte! En vérité, on pouvait le garder pour une meilleure occasion; d'autant plus que, s'il fallait faire une guerre d'épigrammes, nous ne serions pas manchots, Dieu merci, et la matière ne nous manquerait guère si nous prenions la peine de compulser l'histoire des variations de l'église parisienne, depuis Bichat et Pinel jusqu'au positivisme de nos jours, qui n'est que la négation complète de la science. Rien que ça.

Concluons, avec un de nos excellents Maîtres, qu'il faut toujours citer quand on veut voir la science la plus profonde unie à la raison la plus exquise, que « hors le »cas des altérations produites par des puissances méca- »niques, on ne peut pas s'arrêter à l'altération de la »constitution sensible du corps, et l'on est obligé de »remonter jusqu'aux affections de la puissance chargée »de maintenir cette constitution, et dont l'action affaiblie »ou perverse a permis ou opéré une telle dégradation (1). »

Mais bientôt la force logique de sa position et de ses instincts matérialistes l'a emporté, et il est arrivé à sa théorie de l'irritation, qui devient pour lui le mouvement, la vie, l'instinct, l'intelligence, l'âme enfin, — car tout cela n'est que le résultat pur et simple de l'irritation. (*De l'Irritat. et de la Folie*, passim.)

(1) Lordat, *Doctr. de Barthez*, p. 287.

« Dire que les maladies sont des modifications des forces
»vitales, dit à son tour Bérard (1), c'est dire que les
»maladies sont des modifications des organes *en tant que*
»*vivants* et non en tant qu'arrangés d'une certaine ma-
»nière; c'est dire ce qui est, c'est montrer la chose telle
»qu'elle nous apparaît dans la pureté de l'expérience;
»c'est établir la science de l'homme malade sur ses véri-
»tables bases, et écarter à jamais toutes les hypothèses
»physiques, chimiques, mécaniques et métaphysiques.
»Si M. Broussais avait saisi la méthode par laquelle Bar-
»thez s'élève des faits à la notion de la force vitale, il
»aurait vu que celui-ci n'avait pas eu la prétention de
»pénétrer la cause de la vie, ni sa relation intime avec
»les agents qui la modifient; il établissait de simples
»rapports et les consacrait dans ses formules théoriques. »

Cette méprise de Broussais en a amené bien d'autres,
dans l'appréciation qu'il fait de la doctrine Barthezienne.
Quand je m'occuperai de la *fièvre typhoïde*, je montrerai
l'idée misérable et fausse que Broussais et ses adeptes se
font de la malignité, et je mettrai en regard celle que
Barthez en a conçue, et qui n'est que le développement
et la *formulation* des idées des grands praticiens de tous
les temps. Mais, pour en finir avec Broussais, je veux
citer un dernier exemple.

Barthez considérait une attaque de goutte régulière
comme « un effort médicateur qui pousse les humeurs
»terreuses vers différents organes sécrétoires et vers les
»extrémités, où il s'établit une sorte de sécrétion extra-
»ordinaire. La fièvre, les mouvements fluxionnaires sont
»les causes instrumentales de ce transport; l'état goutteux
»des solides, en augmentant la douleur des parties vers
»lesquelles se dirigent les mouvements, contribue à

---

(1) *Anal. appl. à la méd.*, p. 438.

8

»fixer la fluxion , et peut être considéré comme synergi-
»que avec les actes de ce travail dépuratif (1). » Et cette
opinion paraît si ridicule à Broussais, qu'il ne prend pas
la peine de la discuter, persuadé qu'il suffit de l'exposer
pour en faire justice.

Je suis loin de partager les dédains du critique : et
comme , au surplus , la goutte est une de ces maladies
dont l'examen peut le mieux mettre en lumière la pau-
vreté de la théorie organicienne, ainsi que la profondeur
et la fécondité de la doctrine vitaliste , je veux, avec
votre permission , Messieurs , m'y arrêter un moment.

L'idée que Messieurs les Organiciens se forment de la
goutte est passablement singulière. Suivant eux , c'est
une arthrite *comme les autres*, c'est-à-dire une inflammation du système fibreux des articulations , qui s'étend
parfois jusqu'à la membrane synoviale. Que cette phlegmasie soit produite par la goutte , par le rhumatisme,
par une métastase blennorrhagique ou par un agent trau-
matique , c'est tout un à leurs yeux : la seule différence
dont ils tiennent compte , c'est celle des tissus compro-
mis. Fort bien. Mais après en avoir fait une maladie locale, ils viennent nous parler de l'hérédité de la goutte,
du tempérament et de la constitution propres aux goutteux , de leur caractère irascible, de la coexistence ordinaire de la goutte avec la gravelle, de l'état de pléthore
générale qui l'accompagne, des symptômes généraux qui
précèdent les attaques , et cela de plusieurs semaines ,
etc., etc. (2). Accorde qui pourra toutes ces contradic-

---

(1) Lordat, *loc. cit.*, p. 393.

(2) *Dict. abrégé des sciences méd.*, VIII. 372. — Boisseau , *Nosographie organique*, IV. 868. — Roche et Sanson, *Nouveaux
éléments de pathologie médico-chirurg.*, 2e édit., 1828 , II. 10 et
sq. — *Rép. gén. des sc. méd.*, XIV. 210 et sq. — *Dict. des dict.
de méd.*, IV. 407 et sq., etc., etc.

tions, je ne m'en charge pas. Toutefois, certains de ces auteurs conviennent que la goutte n'est pas seulement une arthrite et qu'on pourrait l'appeler une *gastro-arthrite*, à cause de la nature des parties qui en sont le siége le plus ordinaire. — Grand merci de la concession. « On a voulu, »ajoute celui que je viens de citer (1), voir dans cette »maladie une *unité* morbide *qui n'existe pas*. Ce sont là »d'étranges théories, suivant lui, et la mobilité de la »goutte, le danger que court le malade par l'irritation des »viscères, tout cela s'explique à merveille par la sym- »pathie. » — Vous savez, les ricochets de cet être multi- forme et versicolore qui a nom *l'irritation*, — car ces Mes- sieurs ne sont pas ontologistes.

Ils font des gorges chaudes au sujet des expressions généralement usitées de *goutte remontée dans l'estomac, dans la poitrine, dans la tête*, etc.; cela est aussi ridicule, suivant eux, que de dire *lochies dans la tête* en parlant d'une femme devenue folle à la suite de l'accouchement. Admirables effets de la prévention! Les circonstances qui devraient le plus les éclairer ne font qu'épaissir l'opacité de leur cristallin! Comment ne voient-ils pas que le ridi- cule qui les égaie si fort est tout entier de leur fait; qu'il est le produit légitime et naturel de leurs idées miséra- bles; que si, au lieu de ne voir dans la goutte qu'une maladie locale, ils y avaient vu ce qui s'y trouve réelle- ment, une affection du système vivant tout entier, — la différence du siége, le transport des lésions locales d'une partie dans une autre, s'expliqueraient aussi bien à leurs yeux que l'existence de syphilides à la peau suivies d'ul- cères à la gorge, d'exostose à la clavicule ou de carie au tibia, sous l'influence de l'affection syphilitique? Mais quand on a le parti pris de ne voir uniquement dans la

(1) *Dict. abrégé des sc. méd.*, VIII. 383.

goutte que l'inflammation d'un tissu articulaire, on se met dans l'impossibilité de comprendre les faits les plus vulgaires, ceux qui témoignent le plus manifestement de l'unité et de la solidarité des parties qui composent le système vivant, dans l'état hygide comme dans l'état pathologique. Alors il ne reste plus qu'à nier les faits, et à forger mal ou bien quelques épigrammes contre ceux qui en tiennent compte. Le procédé, comme on voit, est à la portée de tout le monde, car, ainsi que le disaient nos bons aïeux : *Plus negaret asinus quàm probaret episcopus.*

En effet, il est absurde de dire que l'estomac, ou le cœur, ou le cerveau, est atteint d'une inflammation du *gros orteil.* Mais qui la commet, cette absurdité ? Est-ce ceux qui font de la goutte une affection générale, ou ceux qui en font une inflammation articulaire ? Allez : s'il y a absurdité, — et elle y est—, elle vient de vous, uniquement de vous. Et c'est vous qui nous la jetez à la tête ! En vérité, c'est être un peu trop prodigue de son bien.

Au surplus, examinons rapidement si, dans l'état actuel de la science, il ne serait pas possible de donner de la goutte une théorie rationnelle, de nature à satisfaire l'esprit et à poser nettement les bases du traitement de cette maladie.

Depuis Laurent Joubert (1) jusqu'à Richerand et à Salgues (2), on a beaucoup écrit sur les erreurs et les préjugés répandus dans la société. Je n'ai garde assurément de blâmer les écrivains qui ont consacré leurs talents et leurs veilles à dissiper des préventions dangereuses et à répandre des vérités utiles. Mais je suis profondément

(1) *Erreurs populaires au fait de la médecine et régime de santé.* Bordeaux, 1570, in-8°.

(2) *Des erreurs et des préjugés répandus dans la société.* 1810-1813 ; 3 vol. in-8°.

convaincu qu'on ferait un livre plus neuf et aussi utile peut-être en recueillant et présentant sous leur véritable jour les vérités que le peuple possède. Souvent, il est vrai, ces vérités, transmises traditionnellement sous une forme aphoristique et recouvertes de quelques scories, ont besoin, pour être bien comprises, d'un travail préalable d'exégèse et d'épuration; mais, cela fait, on a lieu d'être étonné de la justesse et de la profondeur d'observation qui se trouvent souvent dans ces locutions proverbiales qu'on accueille avec tant de dédain. « Quoi qu'en »disent de faux sages, dit Grimaud, le peuple est en pos-»session des vérités les plus importantes sur presque tous »les objets, et surtout sur la science de l'homme (1). »

Je partage entièrement l'opinion de Grimaud, et je vais essayer d'en démontrer l'exactitude en ce qui touche la goutte.

Le peuple dit que la goutte n'attaque que les riches, et tout le monde sait la jolie fable que La Fontaine a brodée sur ce thème (2). Mme. Deshoulières a dit aussi :

> « Fille des plaisirs, triste goutte,
> » Qu'on dit que la richesse accompagne toujours,
> » Vous que jamais on ne redoute
> » Quand sous un toit rustique on voit couler ses jours. »

Nous verrons bientôt le véritable sens qu'il faut attacher à cette opinion populaire.

Quelque variée et même contradictoire que soit l'étiologie de la goutte dans les nombreux écrits dont elle a été le sujet, tous les pathologistes s'accordent sur les points suivants, de sorte que, somme toute, M. Alphonse Teste

---

(1) *Cours de fièvres*, édit. Dellettre, II. 15. Il exprime la même idée plus affirmativement encore dans le premier *Mémoire sur la nutrition*, p. 58. Montpellier, 1787.

(2) Liv. III, N° 8.

a raison de dire qu'il est fort peu de maladies dont l'étiologie soit mieux établie (1).

La goutte est de beaucoup plus fréquente chez les
hommes que chez les femmes. Elle se déclare de préférence à l'âge où le système vivant est dans sa plus grande
énergie, de 35 à 40 ans (2), et sur les sujets forts, vigoureux, à tempérament sanguin et même pléthorique,
disposés aux hémorrhoïdes, aux congestions cérébrales,
aux hémorrhagies nasales ou autres (actives, bien entendu), enclins à la bonne chère et faisant peu d'exercice.
« La goutte, dit M. Teste, est en général la maladie fa-
»vorite des lords, des pairs de France, des généraux en
»retraite, des diplomates, des ambassadeurs, des con-
»seillers d'état, des banquiers, des agents de change,
»des avoués, des grands artistes, des comédiens famés,
»des prélats et de tous les riches célibataires. » (l. c.)

On a signalé aussi, en tête des causes de la goutte,
l'abus des fonctions génésiques, et cette idée est très-
répandue, témoin le mot de l'historien Mézerai, qui
disait que sa goutte lui venait « de la fillette et de la
feuillette »; témoin encore le passage de Conrard, le
même dont Boileau prisait tant « le silence prudent » :

> « Maint auteur antique et récent,
> » Bien instruit en toute doctrine,
> » Soutient que la goutte descend
> » De copulation divine,
> » Et que de Bacchus et Cyprine
> » Naquit cet enfant maupiteux. »

Mais je crois qu'on a fait ici une confusion : en effet,
il est difficile d'admettre qu'une cause qui agit en dé-
pouillant l'économie des plus précieux matériaux de nu-

---

(1) *De la goutte, de ses causes, et du traitement le plus rationnel à lui opposer.* Paris, 1840, pag. 32.

(2) Cullen, *First lines of the practice of physic.*, § 499, 4e édit.

trition , puisse avoir des effets identiques à ceux d'une cause qui produit précisément la surabondance de ces matériaux mêmes. Cette confusion vient sans doute de ce que la bonne chère, cause de la goutte comme nous allons le voir dans un instant, détermine aussi un état de sur-stimulation générale , et par une conséquence naturelle un orgasme vénérien. Les anciens disaient avec raison : *Sine Cerere et Baccho friget Venus*. L'état opposé produit nécessairement un effet contraire, et dès lors tout s'explique facilement.

Mais la circonstance la plus propre à faire éclater la goutte , au dire de tous les observateurs , est le passage d'une vie active à l'oisiveté. « La goutte , dit Sydenham, » attaque le plus souvent les vieillards qui , après avoir » passé la plus grande partie de leur vie dans la mol- » lesse, les plaisirs et la bonne chère, les excès de vin et » autres liqueurs spiritueuses, étant de suite appesantis » par l'âge , ont entièrement abandonné les exercices » du corps auxquels ils étaient habitués dès leur jeu- » nesse (1). »

Parmi les symptômes précurseurs de la goutte , on remarque les suivants , déjà notés par Sydenham et van Swieten : augmentation notable de l'appétit, sur-croît inaccoutumé de désirs vénériens, sentiment général de bien-être extraordinaire ; bref, tous les signes qui caractérisent l'énergie fonctionnelle de l'organisme , une véritable *cuesthésie*.

Quand l'attaque est déclarée, le caractère inflamma-toire de la fièvre qui l'accompagne (je parle de la goutte régulière, comme de raison) n'est douteux pour per-sonne. Le sang tiré de la veine est épais, rutilant, faci-lement coagulable, signe non équivoque de pléthore,

---

(1) *Médecine pratique* , § 809.

quoi qu'en dise M. Turck dans le livre singulier qu'il a écrit sur cette maladie (1).

Remarquons encore la nature inflammatoire ou tout au moins congestive des affections locales qui résultent du déplacement de la maladie articulaire, ou de la rétrocession de la goutte dans les viscères;

La coexistence des hémorrhoïdes, de la congestion cérébrale, et surtout de la gravelle avec la goutte;

L'identité de composition chimique entre la gravelle, la sueur crétacée de certains malades, ainsi que Thomas Bartholin et Barthez en citent des exemples, — et les tophus arthritiques, — formés les uns et les autres d'urate de soude et de chaux, d'acide urique libre, de phosphate de chaux, c'est-à-dire des matières les plus animalisées qui existent dans l'économie. Notons enfin

Les excellents effets de la sobriété, du régime Pythagoricien, de la diète lactée (2), d'une vie active et laborieuse, et vous comprendrez parfaitement que le dicton populaire que *la goutte n'attaque que les riches*, veut dire tout simplement que cette maladie, étant le résultat d'un excès de nutrition, n'atteint que ceux qui se nourrissent au-delà du besoin, *id est* à la façon des riches.

« Le calcul en a été fait, dit M. Réveillé-Parise : un » homme opulent, enclin à la bonne chère, prend qua-» rante fois plus d'aliment qu'il n'en a rigoureusement

---

(1) *Traité de la goutte et des maladies goutteuses;* Paris, 1837, pag. 153. Cet ouvrage contient la théorie la plus fantastique qu'il se puisse imaginer. L'auteur y débite avec un magnifique sang-froid les subtilités les plus incroyables, les plus *abracadabrantes*, sur l'état acide ou alcalin des humeurs, leur électricité positive ou négative, etc. C'est de lui sans doute que parle Molière dans ce vers fameux :

« On cherche ce qu'il dit après qu'il a parlé. »

(2) J.-G. Griselius, *De curâ lactis in arthritide.*

» besoin (1). » Mettez qu'il y a un peu d'exagération dans le chiffre, et ma réflexion n'en sera aucunement ébranlée.
— Le corps humain répare par l'alimentation les pertes journalières qu'il fait par l'exercice seul des fonctions vitales, sans compter les autres modes de déperdition. Quand il a puisé les matériaux nécessaires et suffisants à cette réparation, que voulez-vous que fasse du surplus le principe qui veille à la conservation du système ? Il commence, il est vrai, par expulser ces matériaux superflus au moyen des émonctoires naturels, notamment les selles et les urines ; — de là, pour le dire en passant, la fétidité de ces excrétions après un repas copieux et succulent, et chez les personnes adonnées aux plaisirs de la table. Que si cette surabondance est permanente, ces voies d'élimination ne suffisent bientôt plus : les urines, trop surchargées de matières en dissolution, les laissent alors précipiter sous forme de sable ou de graviers ; l'économie tout entière s'insurge pour expulser ces matériaux exubérants ; un effort synergique les pousse loin des centres vitaux et vers les extrémités, tant que les forces vitales n'ont pas subi une atteinte marquée dans cette lutte. Mais quand ces forces sont usées et affaiblies par la fréquence de ce travail réparateur, celui-ci devient incomplet, et l'on a une attaque d'apoplexie, une congestion viscérale mortelle, etc.

La goutte n'est donc *comme affection* qu'une insurrection du principal vital contre un excès de matériaux alibiles, et, *comme maladie*, que l'appareil instrumental de cette insurrection même.

C'est une de ces maladies *avec matière* que Sydenham a ainsi définies : « *Naturæ conamen materiæ morbificæ ex-* »*terminationem in ægri salutem omni ope molientis.* »

_____

(1) *Physiol. et hyg. des hom. liv. aux trav. de l'esprit.* II, 245, 3e édit. 1839. La 4e est la même.

C'est dans le même sens qu'il a dit que les maladies aiguës nous venaient de Dieu et les maladies chroniques de nous.

Si l'on veut bien se donner la peine de réfléchir un instant sur cette théorie de la goutte, on se convaincra bientôt de sa justesse, et l'on verra combien elle est féconde dans sa simplicité, combien elle embrasse tous les faits, même ceux qui lui paraissent opposés au premier abord. Ainsi, il n'est pas rare de voir atteintes de la goutte des personnes assez sobres, et j'en ai vu dernièrement un exemple remarquable; mais si l'on cherche bien, on trouve bientôt que l'objection n'est qu'apparente. En effet, les personnes dont il s'agit ont une répugnance marquée pour le régime végétal; elles mangent peu, comparativement aux autres goutteux; mais chez elles la force assimilatrice est douée d'une grande énergie, l'état pléthorique est manifeste, d'autant plus qu'elles font peu d'exercice, et qu'en dernier résultat, dans leur budget vital, la somme des recettes l'emporte sur celle des dépenses, — cause essentielle de la goutte, comme nous l'avons vu.

Recevez, Messieurs les Rédacteurs, l'assurance de ma considération la plus distinguée.

Dr LASSALVY, de Cette.

Quatrième Lettre

aux Rédacteurs du Journal de la Société de Médecine-pratique de Montpellier.

—

CRITIQUE MÉDICALE.

—

M. BOUILLAUD.

✂

Messieurs les Rédacteurs,

Suivant Epiménide-Bouillaud, « la doctrine physiologique a décidément vaincu », et voici le bilan de ses victoires : il n'est pas long, c'est vrai ; mais, pareil au fameux *quoi qu'on die* de Trissotin, il en dit plus qu'il n'est gros ; c'est M. Bouillaud qui parle :

« 1° L'essentialité des fièvres a disparu *comme un vain » fantôme*, et ces maladies sont enfin rentrées dans la vaste » classe des phlegmasies ; 2° *diverses maladies*, jusque là » rangées dans la classe des lésions organiques ou des » névroses, ont subi la même classification. »

Quant à la thérapeutique, « avoir substitué les sang- » sues et les émollients aux vomitifs, aux purgatifs, aux

» toniques et aux excitants dans le traitement des ma-
» ladies dites *fièvres essentielles*, c'est là assurément une
» grande révolution thérapeutique. »

Tels sont les résultats définitifs, indestructibles, immortels..... jusqu'à l'an prochain, de la révolution à
jamais mémorable accomplie par le messie François-
Joseph-Victor Broussais. Qu'on se le dise !

« Qui croirait, s'écrie M. Bouillaud dans un élan de
» naïveté adorable, qui croirait que la non-essentialité des
» fièvres, cette découverte, à la fois si simple (beaucoup
» trop, ma foi) et si magnifique, a trouvé des adversaires. »
Vraiment ! conçoit-on cela !

« Le monde est devenu, sans mentir, bien méchant ! »

C'est à dégoûter du métier de messie : mais on sait que
le propre de l'innocence est d'être méconnue et persé-
cutée.

Laënnec, qui s'est immortalisé par la découverte de
l'auscultation, *ce nouveau sens* ajouté au diagnostic (anatomique); — Laënnec, le plus grand médecin de notre
époque (après Broussais, bien entendu); Laënnec (*hor-
resco referens*) ne rendit pas justice à la médecine physiologique, et se gaussa fort irrévérencieusement de la
localisation des fièvres essentielles !

M. Bouillaud en a le cœur navré, à tel point qu'il se
refuse d'y croire. Laënnec objecta à Broussais : 1° que
l'altération de la muqueuse intestinale est évidemment
postérieure à la fièvre, et n'en est pas plus la cause que
l'inflammation de la peau n'est celle de la variole;
2° qu'on retrouve exactement les mêmes lésions chez des
sujets atteints d'une simple diarrhée sans fièvre, et même
chez des sujets bien portants et morts par suite d'accidents ; 3° que souvent on ne trouve rien dans les intestins
des *fiévreux*, ou seulement des altérations manifestement
cadavériques, ou bien encore si peu de chose, qu'il faut

avoir renoncé à l'usage de la raison pour en faire la cause d'une maladie grave (1); 4° que, le trouble fébrile amenant forcément des congestions, il serait plus rationnel d'attribuer la fièvre à la rougeur des pommettes qu'à celle de la muqueuse intestinale, dont l'existence est toujours douteuse pour nous, l'autre étant certaine.

Ainsi serré de près dans ses idées favorites, que fait M. Bouillaud? Ce qu'il fait! le voici : « Non, mille fois » non, s'écrie-t-il, cette réfutation n'est pas sérieuse! » Et il passe outre. — Le procédé est commode, assurément, et à la portée de tout le monde : c'est dommage qu'il ne prouve rien. Car Laënnec pourrait répondre : C'est fort bien; mais, comme disait Dacier, ma remarque subsiste.

« Mais, dira-t-on, si Laënnec n'a pas fait dans cette » note une réfutation sérieuse de la doctrine de la loca- » lisation des fièvres, qu'a-t-il donc voulu faire? se de- » mande plaisamment M. Bouillaud. Je laisse, ajoute-t-il, » aux bons esprits, aux jugements droits, le soin de » répondre à cette question. » Les bons esprits et les jugements droits ont répondu, et, j'en suis fâché pour M. Bouillaud, ils ont trouvé que le plus plaisant de Laënnec et de lui n'était pas Laënnec.

M. Bouillaud, qui veut faire valoir le caractère cheva- leresque et loyal de son héros, met en regard de la criti- que de Laënnec un passage de Broussais, où la décou- verte de l'auscultation est exaltée comme l'honneur de la médecine française. L'intention est louable, sans aucun doute; mais il n'est pas permis, même pour accomplir ce

---

(1) Remarquons, en passant, l'accord édifiant qui règne entre Messieurs les anatomo-pathologistes ou positifs par excellence : l'un regarde telle lésion anatomique comme la cause formelle de la fièvre maligne; l'autre la considère comme si insignifiante, qu'il la trouve chez des sujets bien portants. *E sempre bene.*

qu'on regarde comme un devoir pieux , d'altérer ou tout au moins de déguiser la vérité. Voici ce qui se passa.

A l'ouverture d'un de ses cours, Laënnec , pour faire mieux sentir à ses auditeurs les dangers de l'esprit de système qu'il avait en horreur, — et ce n'est pas le plus beau de son histoire — , leur raconta les traits principaux de la vie et des opinions d'un des médecins que cet esprit avait le plus égarés. Broussais , persuadé que Laënnec avait fait allusion à sa personne et à ses ouvrages sous le nom de Paracelse , répondit à ce discours par une diatribe dans laquelle il sortit souvent des limites de la modération et de la décence. Mais nous pouvons assurer, dit M. Bayle à qui j'emprunte cette anecdote , que Laënnec avait uniquement l'intention d'attaquer l'esprit de système en général , sans l'appliquer à aucun novateur en particulier (1). *Indè iræ.*

Une chose à noter en passant, c'est que Broussais, dans ses *Phlegmasies chroniques*, avait soutenu très-explicitement l'opinion de Laënnec touchant l'entérite : « J'ai , » dit-il , trop souvent rencontré cette membrane (vous » savez laquelle) en bon état, à la suite des typhus les plus » malins ; j'en ai vu un trop grand nombre s'améliorer » par l'emploi des stimulants les plus énergiques , pour » partager l'opinion de ce médecin sur la fièvre ataxique » (Prost, qui en faisait une entérite). » M. Bouillaud , qui cite aussi ce passage , s'écrie fièrement : « Ce n'était » pas ainsi que devait penser plus tard l'auteur de l'*Examen*. » Mon Dieu! nous le savons bien : mais reste à savoir qui a eu raison du vieil homme ou de l'homme nouveau *éclairé et régénéré* (2).

---

(1) A.-L.-J. Bayle , *Notice sur Laënnec* , in *Revue médicale* , ann. 1826, et in *Dict. hist. de la méd.* d'Eloy, édit. *Encycl. scienc. méd.,* II. 921.

(2) Expressions de Broussais , 3ᵉ *Examen* , IV. 104.

Dans un paragraphe qui a pour titre : *Quelques mots sur l'état de la médecine de nos jours*, M. Bouillaud s'applaudit des progrès qu'elle a faits depuis la publication du *premier Examen* (1816). Ces progrès, je n'ai pas besoin de vous le dire, consistent dans la perfection du diagnostic (anatomique), dans l'application de la statistique aux faits cliniques, dans la *formulation* des émissions sanguines due au génie de M. Bouillaud, et qui « *diminuera de plus de moitié la mortalité des maladies aiguës.* » Ces améliorations ont fait que « la médecine s'est défini- » tivement constituée sur les mêmes bases que les autres » sciences physiques, et qu'elle aura droit désormais de » figurer parmi les sciences exactes, après avoir été si » long-temps considérée comme un art conjectural. »

Voilà l'*endroit* de la médaille; en voici le revers : « Quel que soit l'état de splendeur que la médecine ait » atteint de nos jours, il s'écoulera bien des siècles en- » core avant qu'elle soit parvenue à toute la perfection » dont elle est susceptible. Nous ne connaissons que les » éléments les plus grossiers *d'une foule de maladies*, et » ce n'est que par une application bien entendue *de la » physique et de la chimie* que nous pourrons parvenir un » jour à en savoir davantage sur leur nature intime. L'é- » tude des nombreuses altérations du sang et des autres » liquides *n'est guère encore qu'ébauchée. Que savons-nous » aussi sur les diverses maladies qui paraissent avoir pour » principe une simple modification dans les conditions » dynamiques* (c'est M. Bouillaud qui souligne ce mot) *de » l'appareil de l'innervation?* » Vous n'en savez rien, en effet, et, à la marche que vous suivez, il ne faut pas être un grand prophète pour vous prédire que vous n'en saurez jamais davantage.

Mais, en vérité, si j'avais l'honneur d'être un adepte de la médecine exacte, ce lamentable exposé me donne-

rait diantrement à penser. Comment! la vie est le résultat
de l'organisation, un mécanisme pur et simple, *comme
les autres*; les maladies, un rouage forcé, tordu ou rouillé;
la mort, une rupture du grand ressort; l'art médical, une
application des méthodes et des procédés mécaniques ou
chimiques, physiques ou mathématiques; et vous ignorez
entièrement les conditions dynamiques de l'appareil de
l'innervation, et vous ne savez presque rien sur les altérations des liquides, c'est-à-dire des parties qui forment
les $^{19}/_{20}^{es}$ de l'organisme! Certes, voilà un passif peu ras-
surant, et, à votre place, j'aurais grand' peur de tomber
en faillite!

Mais la mobile et riante imagination de M. Bouillaud
ne permet pas à son lecteur de s'arrêter long-temps sur
d'aussi tristes images. Voici l'antidote :

« Un des plus beaux spectacles pour le médecin médi-
» tateur, c'est assurément de contempler comment la mé-
» decine, à travers des obstacles sans cesse renaissants,
» poursuit le grand œuvre de son évolution. Comparez
» l'état actuel de cette science avec celui qu'elle présen-
» tait sous Hippocrate : quelle immense différence! On
» dirait un palais magnifique à côté d'une cabane, un
» ruisseau à côté de l'Océan; cependant il est douteux
» qu'il ait paru, depuis le divin Vieillard jusqu'à nous,
» un médecin doué d'aussi hautes facultés que lui (1).
» A quoi tient donc la différence que nous indiquons?
» A la loi du progrès; à cette loi en vertu de laquelle
» les hommes de génie et de travail des diverses généra-
» tions apportent au trésor de la science leur contingent
» de faits et de théories. Or, la pyramide scientifique,
» pour parler comme Bacon, s'élève en proportion du

_____

(1) De hautes facultés pour bâtir une cabane! On voit combien
cette comparaison est fausse et ridicule.

» nombre des générations qui en ont fourni les matériaux,
» et son arrangement se perfectionne à mesure que le
» génie, découvrant de nouveaux rapports entre ces
» divers matériaux, d'abord entassés pêle-mêle, donne à
» chacun d'eux la place qui lui convient. »

Très-bien : ici, M. Bouillaud est dans le vrai, et son
langage est aussi élevé que sa pensée est juste et profonde. Mais comment accorder cela avec la théorie fausse
et misérable qu'il s'est faite et qu'il a exprimée ailleurs
si explicitement, à savoir : que la médecine devait se
refaire de fond en comble tous les dix ans ou à peu près?
Comment concilier cela avec l'idée que la médecine repose
sur l'anatomie et la physiologie (organique), qu'elle
n'est qu'une branche de la physique et de la chimie?
Si cela était vrai, la médecine ne daterait que d'hier,
puisque ces sciences ne se sont constituées que depuis
fort peu de temps.

Echo complaisant du maître, M. Bouillaud déclame
aussi contre l'ontologie, sans s'inquiéter, plus que Broussais, de la signification et de la portée philosophique du
mot.

Après avoir caractérisé à sa façon la médecine moderne
— la sienne, bien entendu —, il continue en ces termes :
« Est-ce à dire pour cela que l'époque est matérialiste,
»que le Vitalisme est exclu du domaine de la science de
»l'homme? Non, certes : ce sont là de vaines et misérables
»déclamations qui ne méritent guère qu'on s'en occupe.
»De ce qu'on tient un compte sérieux des conditions
»physiques, mécaniques et chimiques de l'économie, il
»ne s'ensuit pas qu'on doive négliger ni qu'on néglige
»effectivement les conditions vitales proprement dites. »
A merveille! Vous allez voir comment M. Bouillaud entend ces conditions vitales : « Et d'ailleurs, même en
»physique, en mécanique et en chimie, néglige-t-on les

9

»conditions dynamiques ? Que si les conditions dont il
»s'agit ne suffisent pas pour concevoir et expliquer tous
»les phénomènes des corps vivants en général et des
»animaux en particulier, il faut bien en admettre d'au-
»tres, *mais* en se conformant au sage précepte de Newton,
»savoir : de ne pas multiplier les forces au-delà de la stricte
»nécessité. Assurément, les phénomènes de *sensation*, de
»*volonté*, *d'intelligence*, sont des actes surajoutés qui
»distinguent *les animaux* de tous les autres êtres, et les
»forces qui les régissent méritent une étude spéciale.
»*Mais* n'oublions pas que ces phénomènes eux-mêmes *se*
»*passent* dans un appareil anatomique, dans le grand
»système nerveux, et que, quelle que soit la condition
»*dynamico-vitale* dont il puisse être animé, il est incon-
»testable que ces phénomènes merveilleux de la vie sur-
»ajoutée qu'il possède *ne sont pas indépendants des diverses*
»*conditions physiques que ce système nous présente.* Main-
»*tenant, laissons de côté* LES QUESTIONS DE LA MÉTAPHYSIQUE
»*et revenons à des choses plus claires.* » Vous faites bien,
et pour cause.

J'ai transcrit ce long passage, d'abord parce qu'il
contient une sorte de profession de foi de l'auteur, ensuite parce qu'il donne une idée exacte de sa manière
saccadée, confuse, contradictoire. Il serait fastidieux de
relever toutes les erreurs dont ce morceau fourmille ; je
me bornerai à quelques points propres à constater les
opinions de M. Bouillaud sur le grave sujet dont il s'agit.

Pour M. Bouillaud donc, il demeure certain que, dans
l'économie vivante, tout ce qui ne tient pas à la volonté,
à l'intelligence, aux sensations, est du domaine de la
chimie, de la physique et de la mécanique. Nous avions
déjà fait cette remarque (*Première Lettre*), mais il est
bon de l'établir de nouveau, à cause de son importance,
et parce que c'est là la chose la plus claire qui résulte de

la lecture du livre de M. Bouillaud. Ainsi, la digestion, l'assimilation, la respiration, les sécrétions, la circulation, la calorification, l'accroissement, les révolutions des âges, la génération, l'embryogénie, les maladies récorporatives et synergiques, les effets attribués à la force médicatrice, etc., etc., tout cela n'est que de la chimie et de la physique, ou bien un mécanisme un peu plus complexe, si l'on veut, que celui d'un puits à roue ou d'un tourne-broche. Quant aux phénomènes de la vie surajoutée, M. Bouillaud serait bien tenté d'en dire autant, puisqu'après tout, *ils se passent* dans un appareil anatomique ; — comme s'ils pouvaient se passer ailleurs dans cette vie ! — Mais ce sont des questions enveloppées des ténèbres de la métaphysique, et il vaut mieux ne pas s'en occuper. Voilà.

En résumé, il y a, dans l'économie, des phénomènes physico-chimiques et des phénomènes vitaux ; mais ces derniers sont trop obscurs, et il vaut mieux ne pas s'en occuper. Voilà le dernier mot de M. Bouillaud. Prenons-en acte, et passons pour cette fois.

« En médecine, comme dans les autres sciences d'ob-
»servation et *d'expérimentation*, dit M. Bouillaud, le pro-
»grès est un fait-principe, une vérité évidente par elle-
»même, un axiome... Il est parce qu'il est. On n'en peut
»connaître que les lois *secondes*. » Avant d'examiner ces lois, un mot d'explication.

Considérée en général et dans son évolution à travers les siècles, la médecine, comme toutes les connaissances humaines, est soumise sans doute à cette grande loi du progrès que suivent *activement* les sociétés chrétiennes (1), attendu que les découvertes et les observations

---

(1) Le lecteur qui voudra s'éclairer pleinement sur cette belle question du progrès, si souvent débattue et si rarement comprise,

des générations successives enrichissent incessamment son domaine. Mais, comme nous le verrons plus bas, les faits seuls ne font pas la science ; ils n'en sont que la matière première, pour parler comme M. Bouillaud. Pour avoir une valeur de circulation scientifique, il faut qu'ils soient frappés au balancier de la pensée, qui seule les vivifie et les féconde et sans laquelle ils ne sont qu'une lettre morte. Or, cette pensée peut être vraie ou fausse, bonne ou mauvaise, puissante ou stérile; elle peut même faire entièrement défaut : et alors les savants ne sont plus que des enfants qui ramassent des coquillages sur les rives de l'Océan, suivant l'expression du grand Newton. Sous l'influence d'une théorie erronée, les faits sont mal vus, mal interprétés, la tradition est méprisée, et, semblable à un navire dont la boussole est affolée, la science fait fausse route et ne tarde pas à se heurter contre un écueil.

Tel est l'état actuel de la médecine. Voyez plutôt.

Autrefois, pour être médecin, il fallait orner son esprit de connaissances littéraires, nourrir son intelligence de fortes études philosophiques, approfondir les méthodes, sans lesquelles on n'est qu'un artisan et jamais un artiste ; étudier les lois de la vie, afin d'apprendre à les séparer nettement de celles de la matière brute; étudier les lois du principe spirituel qui distingue et élève l'homme au-dessus des bêtes, afin de ne pas les confondre avec celles de la vie, tout en constatant leur influence sur ces dernières ; se pénétrer profondément des dogmes fondamentaux de la science formulés par les maîtres et vérifiés par l'expérience des siècles ; les vérifier soi-même

---

consultera avec fruit les écrits de mon illustre ami, M. Buchez, notamment son *Introduction à la science de l'histoire*, liv. Ier, chap. V, VI et VII, 2e édit. Paris, 1842 ; 2 vol. in-8°.

à l'épreuve des faits pratiques; étudier l'influence des constitutions médicales, des saisons, des climats, des habitudes, des professions, les idiosyncrasies, la nature *réelle et pratique* des maladies, leur génie spécial, celui de la fièvre dominante, les éléments morbides divers et leur prédominance respective, le mode de réaction propre à chaque sujet, les effets de l'autocratie de la force vitale, etc., etc. Et ce n'est qu'après une longue vie ainsi passée dans la méditation et dans l'observation de la nature, que les hommes qui avaient nom Fernel, Baillou, Sydenham, Stahl, Barthez, Stoll, J.-P. Frank, Cullen, Hufeland, etc., se permettaient de publier le résultat de leurs travaux cliniques ou dogmatiques.

Aujourd'hui nous avons changé tout cela. C'est la vie qui est longue et l'art qui est court, et Hippocrate n'est qu'un radoteur, ainsi que celui qui lui fait dire : *Etiamsi senex jam sim, ad medicinæ summum nondùm perveni* (1). C'est qu'il ne connaissait pas les procédés modernes. S'élever au point culminant de la médecine! voyez un peu la belle affaire : nous y arrivons d'un saut. Oui, Messieurs, à l'heure qu'il est, grâce à ces merveilleux procédés, des jeunes gens à menton encore glabre et le paletot maculé de la poussière des bancs de l'école, impriment fièrement et sans sourciller, à grand renfort de volumes, des Guides du médecin praticien, des Traités complets de pathologie ou de clinique, des Manuels de pratique, etc., etc.

Et ils ont, ma foi, raison. Voici le procédé et la manière de s'en servir : c'est simple comme un bon jour.

Recipe : un thermomètre, une montre à secondes, voire un sphygmomètre, un stéthoscope, un plessimètre, un papier à réactif et un microscope. C'est tout, si j'ai mémoire. Vous prenez note de la température du malade,

_____

(1) *Epist. ad Democrit.*, pièce apocryphe.

du nombre et de la force des battements artériels, de la sonorité de la poitrine et du ventre, des bruits respiratoire et phonétique, de l'état acide, alcalin ou neutre de la salive et de l'urine, du nombre proportionnel des globules du sang, de leur forme sphérique, ellipsoïde, aplatie, etc.; — vous comptez scrupuleusement combien de fois le malade s'est retourné dans son lit, combien de fois il a toussé, craché, mouché, éternué, soupiré, bâillé, etc. Vous inscrivez pieusement le tout sur une pancarte, et vous recommencez le lendemain, puis encore le surlendemain, ainsi de suite, jusqu'à ce que la maladie finisse ou..... le malade. Que si vous avez la bonne fortune de pouvoir joindre à votre immense procès-verbal le procès-verbal non moins immense d'une autopsie cadavérique bien minutieuse, bien assommante, — ce qu'ils appellent plaisamment le complément, la perfection d'une observation, comme si la meilleure perfection n'était pas de guérir le pauvre diable qui souffre; — si, surtout, vous êtes assez heureux pour découvrir dans quelque recoin d'une cavité splanchnique une parcelle de tissu ou de membrane, gonflée, rougie, arborisée par l'injection capillaire; — ou bien encore si vous avez signalé le premier un nouveau bruit du cœur ou des artères que vous baptisez de roucoulement, de bruit de diable, de cuir neuf, etc.; si en même temps vous êtes habile à aiguiser une épigramme contre les anciens qui ne connaissaient pas ces belles choses et les Ontologistes qui en rient; si vous faites sonner bien haut les mots ronflants de *progrès*, de *médecine exacte*, de *méthode expérimentale*, de *faits*, d'*observation*, etc., etc. : — vous voilà décidément un grand médecin, une célébrité contemporaine; Sydenham ne vous va pas à la cheville, et l'on vous frappe une médaille d'or.

C'est bien pis encore lorsque, laissant de côté ce sot

animal qu'on appelle l'homme , vous vous livrez aux expériences sur les *autres bêtes*. Par exemple, vous éventrez
les chats et les lapins par douzaines ; vous leur enlevez le
cerveau tranche à tranche , en notant scrupuleusement
l'effet qui en résulte ; vous les nourrissez de garance pour
colorer leur squelette, en variant les procédés *secundùm
artem* ; cela fait , vous bourrez de gros volumes du récit
de ces travaux que vous faites annoncer avec fracas par
toutes les grosses caisses de la réclame. — Alors, en vérité, je ne réponds plus de vous , vous courez terrible-
ment la chance de tomber sur un fauteuil d'académie,
même française, que dis-je? sur deux fauteuils académi-
ques, et vous pouvez devenir à la fois le successeur de
Bossuet et celui de Cuvier, sans compter le reste. Cela
s'est vu. Mais revenons.

Voici donc les lois *secondes* du progrès, suivant M.
Bouillaud.

1re loi. Le génie fécondé par le travail ; car les pares-
seux ne font rien ou pas grand'chose. — Bon ! voilà du neuf.

2e loi. Le progrès est de tous les temps et de tous les
lieux ; cependant il n'est pas égal dans tous les temps et
dans tous les lieux, et l'esprit humain semble parfois
marquer le pas.

5e loi. Dans tout progrès il y a 1° l'enfantement de la
vérité ; 2° la propagation d'icelle. Souvent il s'écoule
entre ces deux termes un temps considérable.

4e loi. Tout progrès doit subir une opposition : c'est
une consécration, un baptême nécessaire. Il faut du courage à l'inventeur. Heureusement M. Bouillaud en a beaucoup, comme on sait : donc la fortune de ses idées est
assurée. Il cite comme exemples ou *illustrations* de cette
loi, Christophe Colomb, Galilée, Harvey, Avenbrugger,
Broussais, Gall, Magendie (quel salmigondis !). Mais on
a beau l'opprimer, la vérité est comme la poudre à canon

qui éclate et tonne avec d'autant plus de violence qu'elle
a été plus fortement comprimée. Cela est vrai, mais elle
éclate parfois dans la main du maladroit qui ne sait pas
la manier.

5ᵉ loi. Nécessité d'un gouvernement libéral et d'une
presse libre pour favoriser l'émission et la propagation
des idées nouvelles. Comme preuve des inconvénients
d'un gouvernement oppresseur, il cite la « catastrophe »
de la Faculté de Paris en 1823. Mais paix et non malheur aux vaincus !

Telles sont les lois du progrès à la façon de M. Bouillaud. Il faut avouer que M. Buchez en a donné une idée
un peu différente. Mais ne soyons pas trop exigeants : la
plus jolie fille du monde... etc., vous savez le reste.

Mais, dit M. Bouillaud, comme il y a souvent de l'exagération tant chez les partisans que chez les adversaires
du progrès, interviennent alors les éclectiques, qui ont
ainsi leur raison d'être, leur légitimité. Malheureusement
(c'est le revers de la médaille) ils n'ont souvent que le
masque de la modération, et ils font pencher la balance
du mauvais côté. — Voyez la malice ! *Cui denique fides !*
— Comment donc distinguer les doctrines vraies, utiles,
de celles qui sont fausses, nuisibles ; comment séparer de
la fausse monnaie de l'erreur l'or pur de la vérité ? On
trouvera la solution de cette question, dit M. Bouillaud,
dans la 2ᵉ partie de cet *Essai*.

Peste ! hâtons-nous d'y arriver : aussi bien nous n'y
perdrons qu'un maigre et pâle historique sur les institu-
tions relatives à l'enseignement clinique de la médecine,
qui ne contient rien de neuf, si ce n'est que Paris est la
ville classique de l'enseignement clinique, et, sous ce
rapport, comme sous tant d'autres, la reine du monde.
Excusez du peu. — Passons donc à la philosophie médicale proprement dite de M. Bouillaud.

C'est ici que se fait sentir le plus vivement la difficulté
d'analyser ce livre. Pareil à l'hirondelle dont M. Guéneau
de Montbelliard a si bien décrit le vol, M. Bouillaud
« change à tout instant de direction ; il semble décrire....
» un dédale mobile et fugitif dont les routes se croisent,
» s'entrelacent, se heurtent, se roulent, montent, des-
» cendent, se perdent et reparaissent pour se croiser, se
» rebrouiller encore en mille manières.... et dont le plan
» peut à peine être indiqué à l'imagination par le pinceau
» de la parole (1). » Le moyen après cela de suivre M.
Bouillaud ! Essayons toutefois de donner une idée de cette
partie de son livre.

« Dire vaguement que les sciences en général sont le
» produit de l'intelligence éclairée par les sens (2), c'est
» là un lieu commun, un axiome qui n'est ignoré de per-
» sonne ; mais exposer *d'une manière précise* comment
» procède l'esprit humain dans l'acquisition des diverses
» connaissances qu'il embrasse, voilà un problème beau-
» coup plus compliqué et plus difficile à résoudre... Pour
» y parvenir, il faudrait exposer d'abord une exacte ana-
» lyse et de ces connaissances si variées et des agents
» intellectuels spéciaux dont elles réclament l'opération. »

Toutes les notions dont se compose la science de la
nature en général dérivent immédiatement de l'observation et de l'expérience : la méthode expérimentale est le
flambeau des sciences naturelles : *Non fingendum aut
excogitandum quid natura faciat, sed inveniendum* (BACON).

---

(1) *OEuvres de Buffon*, art. *Hirondelles*.

(2) Un autre dirait : « le produit des sens éclairés par l'intelli-
» gence » ; et M. Bouillaud lui-même parle, deux pages plus
loin, des « opérations que l'intelligence fait subir aux matériaux
» recueillis par l'observation. » C'est là, en effet, l'opinion la
plus généralement reçue : nous verrons plus loin ce qu'il faut
en penser.

Cependant on doit tenir compte d'un autre élément dans l'acquisition de la connaissance : c'est le raisonnement, *id est* l'ensemble des opérations que l'intelligence fait subir aux matériaux recueillis par l'observation.

Ce n'est pas tout ; il faut encore connaître et analyser *en quelque sorte* l'instrument d'observation et l'esprit qui en élabore les matériaux : c'est ce que Bacon appelle *refaire l'entendement humain.* — Condillac et son école ont rendu des services sous ce rapport ; Cabanis a perfectionné ces travaux en signalant les sensations internes, méconnues avant lui ; il en est de même des éclectiques modernes qui ont fixé leur attention sur un nouveau point de vue de l'horizon de l'observation, savoir : les opérations et les phénomènes des agents intellectuels eux-mêmes. Cette sorte de nouveau sens a été appelé par eux conscience : c'est l'*organe* de l'observation intérieure ou métaphysique.

Mais tous ces travaux n'avaient pas beaucoup avancé la question, lorsque parut un grand, un immortel observateur qui refit véritablement l'entendement humain, illumina de splendeurs merveilleuses la psychologie physiologique..... je me trompe, la physiologie psychologique, et trouva le secret *organique* de la supériorité de l'homme sur les animaux, — non pas dans la perfection des *cinq sens,* comme le pensaient les Condillaciens, mais bien dans l'existence des organes ou sens cérébraux du calcul, de la mécanique, de la causalité, etc., parmi lesquels il en est dont les animaux sont dépourvus et dont les autres, communs aux animaux et à l'homme, sont incomparablement plus développés chez lui que chez les animaux.

Grâce à l'action de ces organes, l'homme peut s'élever à la contemplation *d'êtres* qui ne tombent pas sous les sens, *et même jusqu'à la notion de la puissance divine.*

Qu'on ne s'étonne pas de voir M. Bouillaud remonter si haut dans les régions de la métaphysique. La connaissance de l'esprit humain lui-même, *créateur de toutes les sciences*, cette science des sciences, n'est-elle pas réellement une partie de la science de l'homme ou de la physiologie ?

Voici, suivant M. Bouillaud que je ne fais qu'analyser ainsi que le lecteur a pu s'en apercevoir, voici *le véritable génie* de la médecine : Considéré dans sa *vie organique*, l'homme n'est réellement qu'une machine, merveilleuse si l'on veut, mais machine après tout, dont la complète et exacte connaissance réclame l'application des sciences mathématiques, mécaniques, physiques et chimiques. Donc on ne peut pas séparer la philosophie de cette partie de la science de l'homme de la philosophie des sciences dont elle est une application. Si, d'un autre côté, considéré au point de vue de la *vie animale*, l'homme n'est que le sujet même des sciences désignées sous le nom de métaphysique ou de psychologie, la philosophie de ces sciences se confond avec celle de cette seconde partie de la science de l'homme (1).

On voit, ainsi que nous l'avons remarqué plusieurs fois, que les phénomènes vitaux n'existent pas pour M. Bouillaud : mécanisme ou animisme, rien de plus, rien de moins. Avais-je tort de dire qu'il était plus Stahlien qu'il ne le croyait ?

---

(1) Je n'en finirais pas s'il me fallait relever toutes les contradictions qui se heurtent à chaque page de ce singulier livre. Nous avons vu plus haut que les fonctions psychologiques sont du domaine de la physiologie, de cette physiologie que vous savez, élémentaire, instrumentale, organique. Ici elles appartiennent à la métaphysique, cette vie *surajoutée* dont il ne convient pas de s'occuper en médecine, suivant M. Bouillaud. Comprenne qui pourra.

Mais, avant d'examiner les idées de M. Bouillaud, achevons de les exposer au lecteur.

Nous avons vu qu'il y avait deux ordres d'observation : l'observation extérieure et l'observation intérieure.

La première est l'application immédiate ou médiate des sens à la recherche des propriétés et des phénomènes des corps ; elle est le véritable flambeau (encore un flambeau) de l'esprit humain dans les sciences physiques et chimiques « proprement dites. » Le génie d'observation, c'est cette espèce d'instinct qui nous porte à exercer nos sens : on naît observateur comme l'on naît poète.

Indépendamment de cette aptitude innée, il faut à nos sens, pour recueillir convenablement les phénomènes, deux conditions fondamentales : l'*attention* et l'*éducation*.

L'observation est simple ou naturelle, quand on applique immédiatement les sens à l'objet ; elle est artificielle ou secondée par des instruments de l'art, quand on l'applique d'une manière médiate : exemple, le microscope, le stéthoscope, etc.

Les maladies sont autant d'expériences naturelles qui fournissent à l'esprit d'observation une ample moisson de phénomènes, et. ont puissamment éclairé la physiologie normale elle-même.

Les expérimentations sur les animaux vivants sont aussi un puissant moyen d'instruction pratique. Les expériences de M. Gaspard sur l'injection des matières putrides dans les veines ; celles de M. Bouillaud, qui a développé artificiellement des inflammations dans le tube digestif de plusieurs chiens, lui ont fait apprécier *à sa juste valeur* le rôle que jouent les inflammations dites *spontanées* de cet appareil dans la production des *fièvres essentielles*. — En somme, l'expérimentation est tout aussi féconde en médecine qu'en physique et en chimie.

Quand il s'agit de questions de poids, de volume, d'étendue, de nombre, etc., en médecine comme *en toute autre science naturelle* (la médecine n'est plus une science physique?), il est indispensable de peser, de mesurer, de calculer, conformément aux règles des sciences physiques et métaphysiques. Or, à chaque instant, la clinique nous offre des cas dans lesquels on ne peut explorer, observer avec précision sans recourir à ces moyens. — La percussion, l'auscultation, la pondération, la mensuration, le calcul, l'exploration thermométrique, hygrométrique, électrométrique, dynamométrique, etc., etc. Voilà donc *les sources pures et fécondes* de l'observation médicale.

Quant à l'observation intérieure, vous ne vous douteriez pas ce que c'est : c'est l'exploration des *phénomènes* (1) que nous ne pouvons connaître qu'au moyen de la révélation qui nous en est faite par le malade lui-même, à savoir : ses souffrances, ses désirs, ses appétits, ses pensées, etc. De là, la nécessité d'interroger les malades.

Mais c'est assez faire de l'analyse ; examinons rapidement ces idées, avant d'aller plus loin ; aussi bien ce métier de copiste n'a rien de bien attrayant dans l'espèce.

Il est aisé de voir que M. Bouillaud se range — d'intention au moins — sous le drapeau de Bacon, et qu'il suit — ou croit suivre — la philosophie inductive ou expérimentale de ce réformateur. Du reste, il résume sa manière de voir dans ce passage de Laplace, qu'il cite plusieurs fois avec complaisance : « La méthode la plus »sûre qui puisse nous guider dans la recherche de la

---

(1) Il y a là une exactitude de langage qu'il n'est peut-être pas inutile de signaler. Le mot *phénomène* vient d'un mot grec (φαίνομαι) qui veut dire *apparaître :* il ne peut donc pas s'appliquer à des choses qui ne tombent pas sous les sens, comme celles dont il est question ici.

»vérité, consiste à s'élever, par induction, des phéno-
»mènes aux lois, et des lois aux forces (1). »

Je n'irai pas m'arrêter à démontrer minutieusement en
quoi M. Bouillaud a failli à cette méthode, ni à rechercher comment il se fait que de cette philosophie Baco-
nienne soient sortis le Vitalisme de Barthez, le Stahlianisme de Grimaud et le Mécanicisme de M. Bouillaud. Je
ferai mieux encore : j'examinerai rapidement cette philosophie elle-même dans ses bases fondamentales, et je
montrerai que, quelque bonne qu'elle soit en elle-même,
quelques services qu'elle ait rendus aux sciences en général et à la nôtre en particulier, il est possible, il est
convenable, il est nécessaire de faire plus et mieux aujourd'hui.

L'ancienne philosophie était essentiellement station-
naire et stérile; elle ne roulait que sur des théories de
perfection morale si élevées, si sublimes, qu'elles ne
pouvaient guère sortir de l'état de théories. Elle aurait
cru s'abaisser, se dégrader même, que de descendre jusqu'à soulager les misères humaines ou contribuer au
bien-être de l'homme. Posidonius, écrivain distingué du
siècle de César et de Cicéron, s'étant un jour avisé de
compter parmi les bienfaits de la philosophie la découverte du principe qui préside à la construction des voûtes,
Sénèque se fâcha tout rouge et s'empressa de repousser
l'éloge comme une insulte. La philosophie, suivant lui,
n'a que faire d'enseigner aux hommes à élever des voûtes
au-dessus de leur tête. Loin de là, le sage, dit-il, regrette le temps où la race humaine n'avait d'autre abri
contre le froid que la dépouille des bêtes fauves, et contre
les ardeurs du soleil que l'ombre des cavernes. « De mon
»temps, ajoute-t-il, on a fait des inventions de ce genre :

(1) *Essai philosophique sur les probabilités*, p. 258.

»comme, des fenêtres transparentes; un système de tubes
»pour répandre et répartir également la chaleur dans
»toutes les pièces d'un édifice; la sténographie, qui a été
»portée à un si haut degré de perfection que l'écrivain
»peut suivre facilement le parleur le plus rapide. Mais
»ce sont là des choses dignes tout au plus des plus vils
»esclaves. La philosophie est ailleurs : son but n'est pas
»d'enseigner aux hommes à se servir de leurs mains,
»mais à perfectionner leur âme.... Bientôt, sans doute,
»s'écrie-t-il dédaigneusement, nous entendrons dire que
»le premier qui fit des souliers fut un philosophe ! (1) »
— Assurément, si j'avais à opter entre l'inventeur des
souliers et l'auteur des trois livres sur *la Colère,* mon
choix ne serait pas douteux. Il se peut qu'aux yeux du
moraliste, avoir un caractère emporté soit un plus grand
mal que d'avoir les pieds humides : mais l'usage des souliers a préservé des millions d'êtres humains de ce fâcheux
incident et des conséquences qui peuvent en résulter, et
je doute fort que les déclamations sonores, les antithèses
pailletées et les *concetti* philosophiques du précepteur et
de l'apologiste du parricide Néron aient jamais guéri
quelqu'un de la colère.

Quoi qu'il en soit, le passage que je viens de citer
montre à merveille, ce me semble, la voie stérile dans
laquelle la philosophie resta engagée depuis Socrate et
Platon jusqu'à l'époque dite *de la Renaissance.*

C'est de cette voie que cherchèrent à l'arracher les
savants de cette époque, notamment ceux d'Italie, dont
Bacon ne fut que l'heureux vulgarisateur, pour la placer
sur le terrain fécond ouvert à l'esprit humain par les méthodes nouvelles du spiritualisme chrétien. « Bacon, dit
»M. Cousin, ne fit guère que mettre en des règles admi-

_____

(1) *Epist.* 90.

»rables de grandeur et de concision la pratique ita-
»lienne (1). »

Le but que se propose Bacon, il l'a exprimé d'un mot
énergique et pittoresque, suivant son habitude; ce fut
le fruit, c'est-à-dire l'amélioration de la condition humaine ici-bas. Multiplier les jouissances de l'homme (2),
adoucir ses souffrances (3), enrichir sa vie de moyens
nouveaux et de découvertes réelles (4), telle est la fin
unique et toujours présente de tous ses travaux philosophiques sans exception, en philosophie naturelle, en lé-
gislation, en politique, en morale.

Un écrivain anglais, dans un travail fort estimé sur
Bacon, a résumé d'une façon si ingénieuse et si piquante
les différences entre la philosophie des anciens et celle
du célèbre chancelier, que je ne puis résister au plaisir
de traduire ce passage, fort court, du reste :

« J'ai souvent pensé, dit-il, qu'on pourrait imaginer
»une fiction amusante dans laquelle on ferait figurer
»comme compagnons de voyage un disciple d'Epictète et
»un disciple de Bacon. — Ils arrivent, je suppose, dans
»un village où vient d'éclater une épidémie meurtrière
»de petite-vérole. L'épouvante est partout; les maisons
»sont fermées, les relations civiles et commerciales sont
»suspendues ; les malades, devenus un objet d'effroi sont
»presque abandonnés ; les mères au désespoir poussent
»des cris déchirants sur les cadavres de leurs enfants.....

---

(1) *Hist. de la philosophie moderne*, II. 43, édit. 1847 ; et *Frag-
ments de philosophie cartésienne*, avant-prop., pag. VII et pag. 7.

(2) Commodis humanis inservire *(De augmentis*, lib. I).

(3) Efficaciter operari ad sublevanda vitæ humanæ incommoda
(Ibidem, lib. II. cap. 2).

(4) Dotare vitam humanam novis inventis et copiis *(Novum
Organum*, lib. I. aphor. 81).—Genus humanum novis operibus et
potestatibus continuò dotare *(Cogitata et visa)*.

»Le stoïcien s'empresse de haranguer ces pauvres gens,
»et leur démontre gravement que la variole n'est point
»un mal, et qu'aux yeux du sage, la mutilation, la dif-
»formité, la perte de ses proches et de ses amis, que
»tout cela ne vaut pas la peine qu'on s'y arrête et au fond
»n'est rien du tout. — Le Baconien hausse les épaules,
»et, sortant sa lancette de sa poche, il se met en devoir
»de vacciner tous ceux qu'a épargnés le fléau. — Plus
»loin, nos deux voyageurs rencontrent une troupe d'ou-
»vriers mineurs frappés d'épouvante qui leur apprennent
»que bon nombre de leurs camarades viennent de périr
»en travaillant, asphyxiés par l'irruption soudaine de
»gaz délétères, et nul d'entre eux n'ose plus se hasarder
»dans la galerie meurtrière. Aussitôt le stoïcien commence
»un beau discours pour leur prouver qu'un pareil évé-
»nement n'est pas un mal à proprement parler, mais bien
»un pur et simple ἀποπροήγμενον (1). L'autre qui n'a pas
»d'aussi jolies expressions à son service, laisse dire son
»compagnon et se met à fabriquer une lampe de sûreté
»pour ces malheureux ouvriers. — Ailleurs, nos voya-
»geurs font la rencontre d'un commerçant qui, assis sur
»le bord de la mer, pousse des gémissements lamenta-
»bles : son navire richement chargé vient de sombrer à
»quelques pas au large, et l'infortuné est tombé dans un
»instant du faîte de l'opulence aux abîmes de la misère.
»Notre stoïcien, fidèle à ses habitudes, entame un long
»sermon qui tend à prouver que l'homme ne doit pas faire
»reposer son bonheur sur des choses placées hors de soi,
»et lui récite tout le chapitre d'Epictète qui a pour titre :
»Πρὸς τοὺς τὴν ἀπορίαν δεδοικότας. Le Baconien fait con-

---

(1) C'est le terme dont l'école de Zénon se servait pour désigner
les maux en général; en supprimant le mot, elle croyait avoir
supprimé la chose : éternel procédé des sophistes.

»struire une cloche à plongeur, descend au fond de la
»mer et en retire les objets les plus précieux du navire
»naufragé qu'il remet au propriétaire (1). »

Bacon a donc appelé ses contemporains à une philosophie plus pratique ; il a mis l'homme en face de la réalité ;
il l'a excité à prendre possession du monde, à étendre
son pouvoir sur la nature entière : *Humani generis ipsius
potentiam et imperium in rerum universitatem instaurare
et amplificare* (2).

Les moyens qu'il a proposés pour atteindre ce but sont
l'observation, l'expérience et l'induction. Les deux premières se définissent d'elles-mêmes : quant à l'autre, elle
consiste à s'élever du particulier au général, du connu à
l'inconnu, des phénomènes à leurs lois, — à ces lois, soit
de la nature, soit de l'intelligence, qui sont, dit M. Cousin, comme des tours élevées auxquelles on ne peut arriver que par tous les degrés de l'observation et de l'induction, mais du haut desquelles ensuite on domine un
vaste horizon (3).

Bacon eut une telle foi dans la *puissance* de sa méthode,
qu'il ne craignit pas de dire qu'elle rendait tous les esprits
égaux et ne laissait presque pas d'avantage à la supériorité du génie : pareille, dit-il, à la règle et au compas
qui rendent toutes les mains également habiles (4).

Et, chose étrange ! après un pareil aveu qui met à nu
si crûment ses tendances matérialistes, Bacon se flatte
d'avoir uni à jamais la méthode empirique et la méthode
rationnelle : *Inter empiricam et rationalem facultatem
(quarum morosa et inauspicata divortia et repudia omnia*

---

(1) *Edinburg Review.* July, 1837. Pag. 359-60.

(2) *Novum Organum*, lib. I. Aphor. 129.

(3) *Hist. de la philos. moderne*, I. 69.

(4) *Novum Organum*, lib. I. Aphor. 122.

in humaná familiá turbavere) conjugium verum et legiti-
mum in perpetuum nos firmasse existimamus (1).

Pour bien apprécier une doctrine, il faut l'examiner
dans les travaux des disciples plutôt que dans ceux du
maître. La raison de cette assertion qui doit paraître
quelque peu paradoxale à maint lecteur, c'est que le
maître se contentant le plus souvent d'émettre une idée-
mère ne la pousse jamais jusque dans ses dernières conséquences pratiques, et que ce travail de vérification est
presque toujours la besogne des disciples. Or, pour as-
seoir un jugement définitif sur la portée d'une doctrine,
il est indispensable de connaître les fruits qu'elle a portés. Eh bien! ces fruits sont visibles à tous : Hobbes en
politique et en morale, Gassendi en philosophie proprement dite, Locke et Condillac en métaphysique et Pinel
en médecine, c'est-à-dire le Sensualisme et le Matérialisme en tout et partout, voilà les disciples et les conti-
nuateurs de Bacon ! Je me borne à citer Pinel en médecine, parce que toutes les fois que Pinel a voulu sortir du
pur phénoménalisme pour toucher aux réalités, il est
tombé dans le matérialisme et s'est montré par ses tendances le chef, — en date, du moins, — de l'Ecole Organicienne qui règne aujourd'hui, ainsi qu'il appert des
tentatives de localisation des maladies qui se font jour à
chaque page de la *Nosographie philosophique*.

Ainsi jugée par ses résultats, la doctrine de Bacon
doit être entachée de quelque vice profond et caché : je
vais essayer de montrer que c'est parce que ce philosophe
n'a pas bien « refait l'entendement humain », pour parler
comme lui.

L'opinion que j'avance ici est grave, je le sais : elle

---

(1) *Instauratio magna*, in præfat., pag. 10, édit. de 1680. Les
meilleures éditions modernes sont faites sur celle-là.

pourra même choquer des idées reçues et assez généralement acceptées. Je dois donc la justifier, et c'est ce que
je vais tâcher de faire aussi brièvement et aussi clairement qu'il me sera possible.

Suivant Bacon et son école, l'esprit humain n'acquiert la
connaissance qu'au moyen de l'observation fécondée par
le raisonnement : l'observation fournit la matière première
qui, élaborée par l'intelligence, devient l'idée, c'est-à-
dire la perception de rapports phénoménaux. Condillac a
dit que l'idée n'était que la sensation transformée.

Ainsi donc, application des sens d'abord, et action de
l'esprit ensuite, voilà la théorie en deux mots.

Eh bien ! je crois que c'est là une erreur, et que c'est
le contraire qui est la vérité.

La connaissance ne résulte pas seulement de l'application des sens à la contemplation des phénomènes. Il
faut, *pour qu'elle soit*, que l'esprit humain coordonne ces
phénomènes et trouve les rapports généraux qui existent
entre eux. Or, l'esprit humain procède à cette coordination et à cette recherche par une méthode inverse à celle
qui a été admise par l'Ecole sensualiste.

L'esprit commence par créer une solution à *priori*, une
hypothèse — puisqu'il faut l'appeler par son nom — touchant les rapports cherchés, et formule son affirmation.
Cela fait, il la porte au contact des phénomènes, et s'as-
sure par l'observation et par l'expérience si cette affirmation et les propositions secondaires qui en découlent
expriment réellement les rapports qui existent entre ces
phénomènes (mode synthétique); ou bien il induit des
rapports spéciaux qu'il constate entre ceux-ci et des rapports d'un ordre supérieur, et s'élève ainsi par des inductions et des généralisations successives, jusqu'au rapport
général qui embrasse tous les phénomènes étudiés (mode
analytique).

La première de ces opérations, celle qui consiste à créer la conception théorique ou l'hypothèse, constitue la *méthode d'invention* ; l'autre s'appelle la *méthode de vérification*. Ces deux méthodes, comme on voit, sont corrélatives, complémentaires l'une de l'autre, et se donnent réciproquement leur valeur et leur signification. — Le mot d'*hypothèse* est pris généralement en mauvaise part, parce qu'on a l'habitude de séparer l'idée qu'il représente de celle de vérification, sans laquelle l'hypothèse n'est qu'un vain jeu de l'esprit. Oui, je le répète à dessein, l'hypothèse ne signifie rien, si elle n'est faite dans l'intention d'une vérification *et si elle n'est vérifiée*. Alors, et alors seulement, elle a sa légitimité, que dis-je? elle est l'acte le plus élevé de l'intelligence humaine, puisque seule elle peut donner aux faits une véritable portée scientifique.

Que l'on consulte l'histoire des sciences, on verra bientôt la preuve du fait que je viens d'exposer. « Ce » qu'il y a de plus grand au monde, dit Lamartine, c'est » l'avènement d'une idée nouvelle dans le genre humain. » Un homme de génie pose une hypothèse générale et en déduit les conséquences premières. Bientôt les esprits de second ordre s'en emparent, la divisent et la subdivisent en propositions secondaires, et tout le monde se met à l'œuvre pour la vérifier à cette ordalie de la science qu'on appelle l'*observation*. D'abord, tous les faits observés rentrent et s'harmonient avec un merveilleux accord dans la conception nouvelle ; mais après un certain temps, et par l'effet de l'hypothèse même, certains faits se produisent qui semblent s'y dérober par quelques points. Ces faits réfractaires, primitivement en petit nombre et souvent douteux, deviennent de plus en plus nombreux et certains, et un moment arrive où, la fécondité de l'idée étant épuisée, elle tombe et disparaît pour faire place à

une idée nouvelle plus large , plus compréhensive, sous
l'influence de laquelle la science fournira une nouvelle
étape dans la voie de progression qu'elle doit parcourir.
Pareille aux cercles dont parle Dante, la pensée humaine
va sans cesse en s'agrandissant jusqu'à un terme que Dieu
seul peut connaître. C'est ainsi , par exemple , que l'hypothèse du phlogistique , due au génie de Stahl , fit faire
à la chimie ces pas immenses qui préparèrent et rendi-
rent possibles les découvertes de Lavoisier, de même que
celles-ci ont ouvert la voie aux découvertes nouvelles que
fait pressentir aujourd'hui l'état de cette science.

Il ne serait pas difficile de montrer que les travaux
accomplis sous nos yeux par l'immense majorité de nos
savants, ne sont que des vérifications partielles, — et
souvent inaperçues par leurs auteurs, — d'hypothèses
générales posées par leurs prédécesseurs ; exemples :
celle de Descartes, qu'il n'y a dans l'univers que de la
matière et du mouvement (1) ; celle de Boërhaave, que
l'économie animale est constituée par un rapport mécanique entre les fluides et les solides (2) ; celle de Buffon ,
que le globe a été primitivement dans un état d'incan-
descence , etc.

---

(1) Cette assertion, beaucoup trop générale, de Descartes , a
contribué pour une bonne part , contre l'intention de son auteur
sans doute , à l'enfantement du matérialisme moderne. « Si ce
» grand philosophe vivait de nos jours, dit M. Buchez , il y ajou-
» terait la génération et la vie , en d'autres termes , les forces
» progressives et sérielles. » (*Revue nationale*, août 1847, p. 108.)

(2) M. Bouillaud serait-il bien surpris si on lui disait que
tous ses travaux ne tendent qu'à vérifier l'hypothèse posée par
Descartes ? Sous ce rapport , ils auront une certaine valeur, et
c'est, je lui en demande humblement pardon, ce qu'on appelle
en philosophie la *démonstration par l'absurde* : ce n'est pas moi
qui ai fait cette expression.

Et qu'on n'aille pas me dire : « Vous voulez donc que »l'on observe avec une idée préconçue, une prévention », prisme trompeur qui.... etc. — Une idée préconçue, oui, et j'ai dit comment ; une prévention, non. Autant la méthode que je cherche à décrire est rationnelle et féconde, autant celle-ci serait stérile et absurde. — Quand l'esprit a créé une solution hypothétique au sujet d'un certain ordre de phénomènes dont il cherche à pénétrer les lois et les rapports, — et que, descendu sur le terrain pratique, il la soumet à l'épreuve décisive *alors* de l'observation et des faits, il n'a d'autre parti pris que celui de trouver la vérité. Quand sa conception n'embrasse pas tous les phénomènes, quand elle ne s'y adapte pas pleinement et harmonieusement comme le cachet sur l'empreinte qu'il a imprimée à la cire, — alors, convaincu qu'elle est fausse, il n'hésite pas à la rejeter, et il se met en devoir d'en créer une autre plus juste et plus compréhensive, jusqu'à ce qu'il l'ait trouvée, ou qu'il ait acquis la preuve que le problème est encore insoluble.

Il n'en est pas de même de l'homme qui n'aborde le champ de l'observation qu'avec une *conviction* toute faite d'avance. Prévenu en faveur d'une conception particulière, il n'a plus cette impartialité du juge qui ne cherche que la vérité, bien décidé à la proclamer et à s'incliner devant elle, quelle qu'elle soit, quand il l'aura trouvée. Taupe et lynx à la fois, il ne voit rien de ce qui ne s'accorde pas avec son idée favorite, et passe, sans s'en apercevoir, à côté des faits les plus manifestes, les plus criants, quand ils sont de cette catégorie ; — en revanche, il pousse la pénétration si loin à l'égard de ceux qui semblent sourire à son idée, qu'il les voit gros comme la chaîne des Alpes lorsqu'ils ont à peine le volume d'une tête d'épingle, que dis-je? lorsqu'ils n'ont d'autre existence que celle que veut bien leur prêter sa complaisante imagination. Un Allemand dirait qu'alors le subjectif escamote l'objectif (1).

Voyez M. Bouillaud lui-même : profondément convaincu, — et Dieu sait si ses convictions sont énergiques, — que la « fièvre typhoïde » n'est autre chose qu'une entérite avec une infection secondaire de la masse sanguine par l'absorption des matières putrides sécrétées par l'intestin phlogosé, il fait sur des chiens des expériences dans lesquelles il provoque une inflammation intestinale, et répète celles de Gaspard sur l'injection de matières putrides dans les veines de ces animaux. Alors, nouvel Archimède, il s'écrie : Εὕρηκα! *voilà la fièvre typhoïde!* Et il se garde bien de tenir compte, que dis-je? il ne se doute seulement pas des énormes différences qui existent entre les deux cas, satisfait qu'il est de quelques grossières similitudes. En vérité, il me semble voir, — pardon de la comparaison, — un enfant qui, ayant façonné une manière de barque avec un sabot, un bout de sarment et un lambeau de chiffon, pose sa frêle construction sur le ruisseau du coin, et s'écrie avec orgueil : Voici un vaisseau de ligne et voilà l'Océan!

Ainsi donc, invention d'abord et vérification ensuite : telle est, suivant l'Ecole spiritualiste dont je ne suis ici que le faible interprète, la marche que suit invariablement l'esprit humain dans l'acquisition de la connaissance (2). — « Si vous doutez qu'il en soit ainsi, dit

---

(1) Ces expressions sont à peu près l'équivalent du *moi* et du *non-moi* des éclectiques français. *Voyez* surtout les écrits de M. Victor Cousin.

(2) On peut voir le développement de cette belle doctrine à laquelle se rattachent aujourd'hui les meilleurs esprits, dans les nombreux écrits de M. Buchez, notamment dans son *Essai d'un traité complet de philosophie au point de vue du catholicisme et du progrès.* 3 vol. in-8°; Paris, 1838, 39 et 40.

» M. Buchez, interrogez tous ceux qui, dans le domaine
» scientifique, ont découvert quelque rapport nouveau si
» peu important, si minime qu'il soit ; et ils vous diront
» que, dans un instant dont ils n'ont pu mesurer la durée,
» une idée nouvelle a jailli en quelque sorte dans leur
» esprit, et les a frappés comme d'un éclair de vérité (1). »
On dit souvent qu'une question bien posée est à moitié
résolue : pourquoi cela ? C'est que bien poser une question n'est autre chose que faire un emploi légitime de
la méthode d'invention, déterminer avec précision l'hypothèse à vérifier par l'analyse ou la synthèse, l'observation ou l'expérience.

Il y a de par le monde force gens qui tiennent en estime
singulière ce que le grand Frédéric appelait *Sa Majesté le
Hasard*, et qui vous citent gravement la pomme que
Newton vit tomber de l'arbre et les oscillations de la
lampe qu'observa Galilée dans une église de Florence, —
pour prouver la prétendue nécessité de l'observation
avant l'opération intellectuelle qui doit la féconder. Au
dire de ces personnes, sans la chute de cette pomme, il
est douteux que Newton eût trouvé la loi de la gravitation ; et si Galilée avait manqué l'occasion de voir les
mouvements oscillatoires de la bienheureuse lampe d'é-
glise, le monde savant eût ignoré, pour toujours peut-
être, la loi des oscillations du pendule, et partant les
nombreuses et magnifiques conséquences qui sont ré-
sultées de ces découvertes. — Je ne saurais partager
cette opinion, et je suis bien convaincu que si Newton a
trouvé la gravitation, c'est tout simplement parce qu'il
la cherchait. On ne saurait nier, ce me semble, que des
millions de pommes avant celle-là avaient été vues tomber
de l'arbre, et que personne, avant Newton, n'avait tiré

(1) *Introd. aux scienc. méd.*, 171-2.

de ce fait, si simple en apparence, les savantes conclusions que le géomètre anglais sut en déduire. Il faut bien qu'il y ait une raison à cela : eh bien ! cette raison, je l'ai dite : c'est que personne ne les avait cherchées.

Il peut arriver, il est vrai, qu'un savant fasse quelquefois une découverte dont il ignore l'origine logique ou philosophique, et qu'il attribue par suite au hasard, c'est-à-dire à un concours de circonstances inconnues. « Nous avons lu, dit M. Buchez, plus d'un ouvrage où » était consigné un aveu de ce genre, et nous déclarons » que nous avons toujours très-facilement rencontré le » secret de l'inconnue. Il nous a toujours suffi, pour » cela, de rapporter le système d'expériences qui avait » produit la découverte à l'hypothèse qui commandait un » pareil système de vérification. Nous avons toujours re- » marqué que l'auteur n'avait fait rien de plus que trouver » ce qu'il cherchait souvent depuis long-temps ;..... *mais* » *rien ne l'avait averti ou prévenu qu'il fallût regarder* (1). »

Voilà le mot : pour voir il faut regarder, pour trouver il faut chercher ; on n'observe que lorsqu'on a un motif pour observer, et pour observer il faut être dirigé par une idée et par une méthode quelconques. Voilà pourquoi nos pères ont passé à côté des découvertes modernes sans les voir, et que nous-mêmes en laissons sans doute échapper un grand nombre que nos neveux feront un jour.

Sans doute, l'expérience et l'observation sont des instruments précieux de la connaissance, quand elles sont employées suivant leur utilité réelle, c'est-à-dire comme moyens de vérification. Mais, lorsqu'on en fausse l'usage, lorsqu'on les regarde comme les sources à peu près exclusives de la science, ainsi que cela est arrivé à notre

(1) *Philosophie*, I. 451.

époque, il en résulte des conséquences aussi fâcheuses, dit M. Buchez, que celles produites, dans une époque antérieure, par l'abus et l'usage exclusif du syllogisme (1).

Assurément, si l'observation et l'expérience faisaient à elles seules toute la science, comme on a la bonté de nous le dire et redire sur tous les tons et sur tous les modes, jamais science n'eût atteint le degré de splendeur auquel la nôtre serait arrivée à l'heure qu'il est. Feuilletez de l'index et du pouce les innombrables volumes que vomit chaque jour la presse médicale, grâce aux funestes effets de l'épidémie de *scribendi cacoethes* qui règne depuis long-temps dans notre atmosphère; prenez-les tous tant qu'ils sont, depuis ceux qui occupent les sommets dorés par le soleil de la faveur publique, jusqu'à ceux qui tiennent compagnie à l'abbé de Pure; — et dites-moi si ce sont les faits et les observations qui font défaut dans cet immense Capharnaüm qui s'appelle aujourd'hui *la médecine*. Hélas! la pauvrette en est saturée, écrasée, bourrée, gorgée jusqu'à la suffocation inclusivement : elle tire la langue, elle cloche du pied, elle traîne de l'aile, et, de sa voix mourante, elle fait entendre un cri de miséricorde.... Il est temps d'aviser, si l'on ne veut pas que mort s'ensuive. Que lui faudrait-il pour la ranimer? Peu de chose, en vérité : l'air vivifiant de la pensée, qui lui manque entièrement, et qui seul peut la sauver.

Voilà la plaie de notre époque : l'absence de la pensée. — Quel tapage étourdissant! quelles contradictions inextricables! quel chaos effrayant! Tout le monde part de l'observation et de l'expérience, et il n'est pas deux observateurs qui s'entendent sur rien!

Aussi qu'ont-ils fait? La chose la plus folle, la plus

---

(1) *Philosophie*, 1, 445.

anti-scientifique qu'il se puisse imaginer : persuadés, eux aussi, que la victoire est toujours du côté des gros bataillons, ils ont fait de la vérité une question de nombre ! Ils ont imaginé cette mirifique invention de la statistique, qu'ils ont sans façon élevée au rang des méthodes, que dis-je? ils la considèrent comme la méthode par excellence ! Et par une aberration que bientôt sans doute on ne voudra pas croire, c'est la médecine, la science la plus antipathique par essence à ce procédé brutal des nombres, qui fait maintenant le plus d'usage de la statistique ! !

Du reste, nous aurons prochainement à nous occuper de cette importante question, — je veux dire qu'on lui a donné de l'importance — , sur laquelle un savant professeur de notre Faculté a répandu de si vives lumières, que nous ne pourrons guère que glaner après lui (1). Mais avant, achevons l'exposition que nous avons commencée des idées de M. Bouillaud.

D'après ce que j'ai dit plus haut, on voit ce que vaut son assertion que « le génie d'observation est un instinct » qui nous porte à exercer nos sens. » Ce qui semblerait impliquer que l'observation est passive, et cela ne saurait être, comme je me suis efforcé de le démontrer plus haut.

Je n'ai pas besoin de relever non plus cette autre assertion matérialiste, que l'homme ne doit sa supériorité sur les *autres* animaux qu'à l'existence de certains organes cérébraux qui lui sont propres. L'agrégat humain, — le système d'instruments qui le constitue étant au service d'une intelligence étendue et d'un principe moral qui crée pour l'homme une vie nouvelle et illimitée —, devait

---

(1) R. d'Amador, *Mémoire sur le calcul des probabilités appliqué à la médecine.* Paris, 1837, in-8° ; ouvrage aussi profondément pensé qu'élégamment écrit, qui a porté aux numéristes un coup dont ils ne se relèveront plus, s'il est vrai que la raison finisse toujours par avoir raison.

avoir une perfection inutile chez des êtres bornés aux
instincts et aux appétits organiques. « Quelque grandes
» que soient les différences entre l'âme et le corps, il a
» plu néanmoins à Dieu, dit Bossuet, que des natures si
» différentes fussent étroitement unies (1). » Dès-lors il
n'est pas surprenant que le système instrumental soit en
harmonie avec une si haute destination.

Il est bon de montrer ce que Broussais, le Messie de
M. Bouillaud, pensait de cette question. On va voir qu'il
ne partageait pas l'opinion de son disciple : « La supré-
» matie de l'homme, dit-il, lui est surtout acquise par la
» faculté qu'il possède de s'observer lui-même non-seule-
» ment dans ses rapports avec la nature extérieure, mais
» encore avec lui-même ; comme aussi de distinguer entre
» elles les différentes facultés qu'il possède ; de les ratta-
» cher à des signes sensibles et de les comparer ; de se
» sentir sentant pendant qu'il opère tous ces prodiges, et
» même de se sentir voulant agir, etc., de se sentir lui-
» même dans le passé et de se prévoir lui-même dans
» l'avenir (2). » Et Broussais aurait raison, s'il ne faisait
pas, des attributs qu'il signale, le produit d'un organe.
Conçoit-on, en effet, un organisme qui se prévoit dans
l'avenir ! Eh ! l'avenir, quelle action peut-il exercer sur
le cerveau pour y produire son idée et déterminer cet
organe à le prévoir ?

Disons-le donc encore : les organes ne sont que les instruments d'une force spirituelle qui les domine et leur
commande, et répétons avec un ancien :

Νοῦς ὁρᾷ, καὶ νοῦς ἀκούει · τα δ'αλλα παντα κωφα καὶ τυφλα (5).

---

(1) *Connaissance de Dieu et de soi-même*, chap. III : De l'union
de l'âme et du corps.

(2) *Cours de phrénologie*, p. 65. Paris, 1836. In-8°.

(3) Voy. le Platon grec de Bekker, édition de Londres, t. V,
p. 170, note. — Cicéron, *Academic.*, II. 5.

« C'est l'esprit qui voit et qui entend ; tout le reste est
»aveugle et sourd. »

Au dire de M. Bouillaud, la philosophie des sciences
est chose si ardue, qu'un bon livre sur ce sujet est à
peu près impossible, et que nous n'en possédons aucun de
satisfaisant. D'où il suit évidemment, ou que M. Bouillaud
croit avoir rempli cette lacune — en ce qui concerne la
médecine du moins — par la publication de son ouvrage ;
ou bien que, de gaîté de cœur, il s'est complu à faire un
ouvrage — médiocre. Dans ce dernier cas, c'est trop de
modestie ; dans l'autre...... peste !

Sans doute, le sujet est difficile et scabreux, et un
traité de philosophie des sciences qui ne laisse rien à
désirer se fera probablement attendre long-temps encore. Toutefois, il faut rendre justice à qui de droit :
Bacon, Descartes, Newton, Leibniz ; — Ampère, Au-
guste Comte, et, depuis que M. Bouillaud a daigné nous
illuminer de son« flambeau », M. Buchez, tous ces hommes-
là, si je ne me trompe, ont dit d'excellentes choses sur
ce point, et il y a beaucoup à apprendre dans leurs
écrits. — « Heureusement, s'écrie M. Bouillaud qui ne
»veut pas décourager son lecteur, il n'est pas besoin
»d'avoir approfondi la philosophie des sciences et des
»arts pour les exercer : *c'est là une prose que nous faisons*
»*sans le vouloir.* » Excellent M. Bouillaud ! on ne saurait en conscience en dire autant de lui, car il fait
justement le contraire de M. Jourdain, à l'endroit de la
philosophie.

Après avoir ainsi rejeté comme inutile toute méthode
philosophique dans l'exercice de la médecine, voilà tout-
à-coup M. Bouillaud, le casque en tête et la lance au
poing, qui vient pourfendre les adversaires des théories
et des doctrines qui ont pris pour devise le fameux
axiome : *Ars medica tota in observationibus !* Ce qui ne

l'empêche pas de bourrer ses écrits d'observations qui tiendraient « d'ici jusqu'à Pontoise. »

Etonnez-vous, après cela, si mon analyse a l'air du *Voyage en zigzag* du bon Topfer! — Et penser que cette prétendue philosophie médicale est écrite d'un bout à l'autre avec cette unité de plan et de vues, ce *consensus* harmonique, cette logique sévère et savante dont je vous ai exhibé maint échantillon; — et que, moi qui vous parle, j'ai été obligé de lire, que dis-je? de relire à plusieurs reprises (encore si j'étais au bout!) cette Apocalypse bredouillante!..... — Ah! lecteur, vous seriez bien ingrat, si vous ne m'en gardiez pas un tantinet de reconnaissance.

Rien de net, rien de précis dans ce livre. A tout instant, l'auteur vous annonce qu'il va vous inonder de lumière, et c'est tout au plus s'il fait luire à vos yeux une pauvre allumette chimique; de sorte que, comme dit Milton, vous y voyez tout juste assez pour distinguer les ténèbres. Ce sont de ces explications qui n'expliquent rien, à la façon du maître d'armes de M. Jourdain — puisque M. Bouillaud cite ce personnage. « Tout le secret »des armes, dit le professeur à son élève, ne consiste »qu'en deux choses, à donner et à ne point recevoir ; et, »comme je vous fis voir l'autre jour par raison démons->trative, il est impossible que vous receviez si vous savez »détourner l'épée de votre ennemi de la ligne de votre »corps, ce qui ne dépend seulement que d'un petit mou->vement du poignet en dedans ou en dehors. »

Hélas! c'est ce petit mouvement du poignet que M. Bouillaud a oublié de nous enseigner.

Recevez, Messieurs les Rédacteurs, l'assurance de ma considération la plus distinguée.

Dr LASSALVY, de Cette.

Cinquième Lettre

aux Rédacteurs du Journal de la Société de Médecine-pratique de Montpellier.

—

CRITIQUE MÉDICALE.

—

M. BOUILLAUD.

∽

Messieurs les Rédacteurs,

J'ai dit que les travaux de M. Bouillaud n'étaient — à son insu sans doute — que des moyens de vérification dans un ordre secondaire de la grande hypothèse de Descartes, à savoir : Dieu n'a mis dans le monde que de la matière et du mouvement. — La preuve de ce que j'avance ressortirait de l'examen de chaque page de son livre. Ainsi, suivant lui, les médecins oublient trop ce principe : *Numero, mensurá et pondere Deus fecit Mundum.* Mais si cela est vrai du monde physique, de la chute des graves, de la propagation du son, de la lumière, du calorique, etc., c'est-à-dire des faits NÉCESSAIRES, — cela est de toute fausseté dans les sciences

naturelles, biologiques, morales, c'est-à-dire encore
des faits contingents. « Tous les moyens usités pour la
» recherche et la *collection* des faits dans les sciences
» physiques *proprement dites*, tous, sans en excepter le
» calcul, s'appliquent, dit-il, à la médecine elle-même. » Il
se plaint que la méthode numérique soit presque toujours
négligée, qu'on tâte le pouls sans compter les battements
du cœur, qu'on ne compte pas davantage les mouvements
de la respiration. Au lieu de chiffres, dit-il, on a sans
cesse à la bouche les mots de *plus* ou de *moins*, *souvent*,
quelquefois, dans certains cas, etc. — Les méthodes préci-
ses et exactes d'observation sont tellement ignorées ou
négligées par les médecins de la « vieille école », qu'il ne
faut pas s'étonner, ajoute-t-il, s'il existe tant de vague et
d'incertitude dans leur diagnostic, et partant dans leur
pratique. Cependant il convient, sans s'apercevoir que
cette restriction ruine son système de fond en comble, que
s'il fallait toujours parler les chiffres à la main, ce serait
interdire en quelque sorte la parole à tous les médecins,
— parce que, dans la plupart des problèmes de la médecine, l'application des méthodes exactes offre plus de
difficultés que dans ceux des *autres* sciences physiques,
à cause de l'extrême complication des premiers.

Eh! sans doute, Monsieur! vous y êtes maintenant;
et si vous aviez bien voulu vous donner la peine de réfléchir à cette difficulté, — à laquelle nous donnons un
autre nom, — à cette complication extrême des phénomènes de la vie, vous auriez été amené à distinguer les
causes de l'ordre physique de celles qui sont de l'ordre
métaphysique, comme on l'a fait depuis long-temps dans
une école dont vous daignez à peine prononcer le nom.
Vous auriez vu que « les premières 1° produisent leurs
» effets, toujours, infailliblement et nécessairement, de
» la même manière, dans les mêmes conditions évidentes;

» 2° agissent sans repos ni exaltation d'intensité ; 5° sont
» aussi durables que le corps doué de ces causes ; 4° pro-
» duisent des phénomènes dont chacun est isolé, indé-
» pendant de l'antérieur et du futur ; — et que les secondes
» sont : 1° adventices par rapport à leur siége, variables
» dans leurs effets et par conséquent contingentes ; 2° su-
» jettes à des repos, à des rémissions, à des exacerba-
» tions sans déterminations extérieures ; 5° obligées à
» exécuter une suite de phénomènes successifs, et sou-
» mises à l'inaction quand ils ont été consommés, nonob-
» stant l'aptitude du siége ; 4° productrices de phénomè-
» nes successifs liés comme une concaténation d'anneaux,
» non par nécessité et d'une manière physiquement indis-
» soluble, mais par une convenance relative à cette durée
» temporaire, dont chaque instant a ses rapports avec le
» commencement et avec la fin (1). En un mot, que les
» causes de l'ordre physique agissent *ratione entis,* et
» celles de l'ordre métaphysique, *ratione moris* (2). »

« Si la médecine, disait Broussonnet, pouvait devenir
» exacte, elle cesserait d'être une science, et, mise à la
» portée des ignares, on l'enseignerait et on la pratique-
» rait avec des tables, à l'instar de celles de Pythagore
» et de Bergmann (5). » Il y a un grand sens dans cette
spirituelle boutade de notre excellent Maître. Les grands
praticiens ont toujours rejeté avec mépris l'application
à la médecine de ces procédés qui, sous l'apparence de
l'exactitude, ne tendent à rien moins qu'à détruire la
science dans son génie et ses procédés logiques. Déjà, du

---

(1) C'est là ce que M. Buchez a développé sous le nom de *forces*
sérielles. Voir son *Introd. aux sc. méd.* p. 92 et suiv. et *Traité de*
Philosophie, III. 184 et suiv.

(2) Lordat, *Insénescence du sens intime*, p. 234-5.

(3) *Etudes médic. sur le dualisme humain*, in *Journ. soc. méd.*
prat. Montp. IX. 165. note.

temps de Grimaud, quelques médecins employaient le thermomètre pour mesurer la chaleur fébrile. « Mais, dit » en parlant de l'âcreté de la chaleur dans certains cas le » savant élève de Barthez, cette impression ne peut » être perçue, distinguée et évaluée que par un tact » exercé. Il faut nécessairement reconnaître ici l'insuffi- » sance de tous les instruments que la physique a fournis » à la médecine : en effet, tous ces instruments....., ainsi » que les différents pulsiloges, sont trop grossiers pour » s'appliquer aux nuances délicates qui se présentent » toujours dans la pratique de l'art, et rien ne peut sup- » pléer à la finesse des sens qu'il faut s'appliquer à per- » fectionner par un exercice continuel (1). »

Ecoutons le sage Double à propos des médecins qui, la montre à la main, calculent gravement le nombre des pulsations de l'artère radiale : « Cette pratique frivole, » dit-il, qui nous est venue des médecins anglais....... » n'offre que sécheresse et aridité. Ceux qui l'emploient » ne savent voir autre chose dans l'exploration du pouls » que le nombre de ses pulsations ; ils en laissent échap- » per les modifications les plus essentielles, les seules » capables de fournir à l'observateur des signes impor- » tants et des éclaircissements utiles. Ils ignorent ou ils » oublient que, sous le rapport de la quantité des batte- » ments artériels produits dans un temps donné, chaque » individu, chaque âge, chaque situation de la vie, et je » dirai presque chaque instant de la journée, apportent des » différences qui détruisent tout ce que ce procédé paraît » avoir d'exactitude mathématique. Si le calcul arithmé- » tique se glisse jamais à ce point dans la médecine clini- » que, c'en est fait de la science (2). »

---

(1) *Cours de fièvres*, édit. Dellettre, II. 62.
(2) Séméïologie générale, II. 142.

Hélas ! la lamentable prédiction ne s'est que trop accomplie, et le prophète a pu en être lui-même témoin !

Pétrarque se moque spirituellement de certains natu-
ralistes de son temps qui savaient, dit-il, une immensité
de choses sur les animaux, et vous auraient dit combien
le lion a de poils à la tête, l'épervier de plumes à la
queue : *Quot leo pilos in vertice, quot plumas accipiter in
caudâ* (1).

M. Bouillaud, entre nous, me fait un peu l'effet de
ces naturalistes-là.

Ses prétentions à l'exactitude mathématique de la langue médicale sont tout aussi malheureuses, et trahissent
une méconnaissance complète de la nature et du génie de
la médecine. « Il n'est pas, dit Bérard, jusqu'au langage
» médical qui n'ait quelque chose de particulier, et qui
» ne doive avoir ses lois propres, qu'on n'a que trop sou-
» vent négligées, au grand détriment de la science. Dans
» les sciences physiques, le langage doit être clair, précis
» et déterminé, comme la science elle-même; en méde-
» cine, au contraire, le langage doit être vague, indéter-
» miné et par conséquent abstrait, puisque la médecine
» elle-même a tous ces caractères. Un langage précis
» n'acquerrait cette qualité qu'en tronquant l'observation,
» en la pliant à la commodité du langage, qu'en donnant
» à la théorie une précision et une exactitude rigoureuses
» qu'elle ne peut et qu'elle ne doit pas avoir. — Dans les
» sciences physiques, les mots les plus significatifs sont
» les meilleurs : en médecine, ce sont les mots les plus
» indéterminés qui doivent être préférés, comme il est
» facile de le voir par les mots : *vie, forces vitales, fièvres,*
» *inflammations,* et presque tous les mots de la langue
» médicale. — La pensée médicale est si délicate, si mo-

(1) *De ignorantiâ sui ipsius et multorum.*

» bile, qu'on la tue si on l'étreint, qu'on l'anéantit si on
» ne lui laisse pas sa mobilité naturelle. — Si l'on pouvait
» se servir de caractères algébriques pour désigner les
» notions médicales, ce langage serait le plus sûr; il se
» prêterait plus aisément que des mots qui donnent des
» idées fixes et positives et souvent bornées ou hypothé-
» tiques, à toutes les notions acquises et possibles sur
» les maladies. — Que d'autres se glorifient de la clarté,
» de la précision de leur langage, laissons-leur un avan-
» tage qu'ils paient *au prix du sacrifice de la science tout*
» *entière* (1). »

L'arrêt est sévère, mais il n'est que juste : oui, Bérard
a raison, mille fois raison. Ce prétendu perfectionnement des méthodes médicales, cette application irré-
fléchie des procédés mathématiques à des problèmes qui
en sont si peu susceptibles, tout cela a profondément
faussé la science, l'a fait sortir de sa voie naturelle, et
la ruinera entièrement si l'on n'y met ordre.

Prenez le fait physiologique ou pathologique le plus
simple en apparence, et demandez aux positifs une solution à leur façon, c'est-à-dire en chiffres. Vous voulez
savoir quelle est la quantité d'air qui entre dans vos
poumons à chaque inspiration, par exemple. Parlez,
faites-vous servir; vous n'aurez que l'embarras du
choix, qui n'est pas le moindre *dans l'espèce*. Menzies et
Goodwin vous répondront 12 pouces cubes; Davy, 15 ;
Cuvier, 16 ou 17; Thompson, 33; Grégory, 2; en revanche d'autres vous diront 70. — Voulez-vous connaître
quelle est la force que déploie le cœur dans la projection
du sang à travers le système circulatoire, — Borelli vous
répond qu'elle est égale à 180,000 livres, et Keil l'évalue
à — SIX ONCES ! !

_____

(1) *Discours sur le Génie de la Médecine et son mode d'enseigne-*
ment. Paris, 1830, p. 58 à 61.

Après cela, on peut tirer l'échelle, n'est-ce pas ? Eh bien ! je vais vous narrer un fait encore plus fort que celui-là. Vous allez en juger.

M. Bouillaud et M. Louis sont, personne ne l'ignore, les deux plus intrépides champions de la méthode numérique. Le nombre des lances qu'ils ont rompues en l'honneur de cette Dulcinée est incalculable, et ne peut se comparer qu'à celui des phlébotomies de M. Bouillaud. Ces deux Messieurs ont une confiance profonde, absolue en la fidélité inébranlable, en l'infaillibilité de leur idole. C'est leur bien, leur amour, leur vie, leur existence tout entière : le jour ils ne s'occupent que de statistique, la nuit ils ne rêvent que statistique ; ils sont tellement identifiés avec la statistique que leur nom seul rappelle la statistique, comme le nom de la statistique rappelle le leur ; bref, ces deux idées se tiennent comme des *sœurs siamoises*. Eh bien ! demandez-leur ce qu'ils pensent de l'utilité de la saignée dans les maladies aiguës en général, et dans la péripneumonie en particulier. — M. Bouillaud vous répondra que la saignée est l'unique moyen de salut ; que ce remède est héroïque, merveilleux ; que, grâce à la saignée, la guérison est la règle générale, universelle, et la mort une si rare exception, qu'on peut espérer sa suppression prochaine ; qu'elle a diminué déjà la mortalité d'une manière surprenante, miraculeuse ; qu'il faut le voir pour le croire ; que ceux qui assistent à sa clinique sont étonnés, ravis, stupéfaits, terrassés d'admiration, etc., etc. (1). Et certes, à défaut

---

(1) Je prie le lecteur de vouloir bien remarquer que je ne fais ici aucune hyperbole ; que toutes ces expressions se trouvent textuellement dans le livre de M. Bouillaud, et qu'il y en a bien d'autres encore. « Il est pour moi aussi clair que le jour » que c'est dans les mêmes cas où j'avais été autrefois témoin

d'autre preuve de l'enthousiasme de M. Bouillaud pour la saignée, il suffirait de voir l'usage — j'allais me servir d'un autre terme — qu'il en fait dans sa pratique, et même, m'a-t-on assuré, sur sa propre personne qui n'a rien de très-*phlébotomisable*, ce me semble et sauf meilleur avis; ce qui fait de lui le plus grand saigneur dont les annales de l'art fassent mention; car, en vérité, les plus renommés ne seraient que des hématophobes à côté de M. Bouillaud.

Ecoutez maintenant la réponse de M. Louis à cette même question touchant la saignée. Toujours les chiffres à la main, M. Louis déclare solennellement et avec un aplomb superbe que « la saignée n'a eu que peu d'influence sur la marche de la pneumonie, de l'érysipèle de la face (singulière association !) et de l'angine gutturale (toutes phlegmasies où M. Bouillaud saigne à blanc), chez les malades soumis à son observation; que l'influence de la saignée n'a pas été plus marquée *dans les cas où elle a été copieuse et répétée que dans ceux où elle a été unique et peu abondante;* qu'on ne jugule pas les inflammations, comme on se plaît trop souvent à le dire (*ceci m'a tout l'air d'une pierre jetée dans le jardin de M. Bouillaud*); que dans les cas où il paraît en être autrement, c'est sans doute, ou parce qu'il y a eu erreur de diagnostic, ou parce que l'émission sanguine a eu lieu à une époque avancée de la maladie, quand celle-ci était voisine de son déclin. »

En vérité, c'est bien le cas de s'écrier avec M. Bouillaud : Il faut le voir pour le croire. Bientôt au lieu de dire d'un ménage à la façon de celui de Socrate : Ils s'accordent comme chien et chat; il faudra dire, comme deux

---

» *d'une grande mortalité*, qu'aujourd'hui *nous ne perdons* PRESQUE
» PAS *de malades* » (p. 346). Est-ce clair ?

statisticiens. — Cette renversante affirmation de M. Louis
se trouve dans le livre qui a pour titre : *Recherches sur les
effets de la saignée dans quelques maladies inflammatoires,
et sur l'action de l'émétique et des vésicatoires dans la
pneumonie.* Paris 1855, in-8° (1).

M. Bouillaud se débat de son mieux contre ce résultat
accablant de la méthode numérique. Comme nous aurons
l'occasion de revenir sur ce point, nous examinerons ce
qu'il regarde comme une réponse : poursuivons, en attendant, notre promenade à travers sa philosophie médicale.

Parmi les choses amusantes de ce livre, une des plus
amusantes c'est la colère puérile avec laquelle il attaque
le dogme de l'essentialité des fièvres. A tout propos, et
surtout hors de propos, il lâche à ce sujet une de ces
grosses bonnes méchancetés qui rappellent à s'y mé-
prendre les enfants qui jettent des pierres à la lune.
Comment donc ! Est-ce que le dogme malencontreux qui,
à la vue du Messie que vous savez, « s'était dissipé
» comme un vain fantôme », ferait des apparitions noc-
turnes à M. Bouillaud, et comme le spectre de Banquo
viendrait donner le cauchemar aux vainqueurs ! — Je ne
sais : mais à voir l'humeur incessante et drôlatique qu'il
met à le poursuivre, on dirait qu'il ne le croit pas bien
mort ; car enfin M. Bouillaud, j'aime à le croire, a trop
de générosité pour s'acharner contre un ennemi vaincu,
mort et enterré.

C'est que la vérité, immortelle de sa nature, peut bien
être un moment obscurcie et voilée par les sophismes, la
poussière et le tapage étourdissant des rhéteurs et des

_____

(1) La statistique a également prouvé à M. Louis l'inutilité
des vésicatoires dans la pneumonie. Si M. Louis consulte encore l'oracle, vous verrez qu'il ne restera plus rien de la thérapeutique.

sectaires; mais elle reparaît bientôt plus lumineuse et plus belle, et consolidée sur ses bases par les efforts mêmes qu'on a faits pour la renverser. Que, parqué dans son étroit phénoménalisme, M. Bouillaud ne puisse pas s'élever à la conception des manifestations synergiques de la force vitale qui ont pour but la récorporation de l'économie, quand celle-ci a été soumise à l'influence de causes délétères; — cela se conçoit à merveille, et il serait bien plus surprenant qu'avec une échelle aussi courte il fût monté si haut. Mais qu'importe après tout? Est-ce qu'on demande à un sourd la permission d'admirer les symphonies de Beethoven?

Ce dogme des fièvres essentielles, la bête noire de M. Bouillaud, qui lui paraît si niais, si stupide, si extravagant, — le voici en deux mots : Un homme sera exposé à l'action lente mais soutenue, incessante, de causes malfaisantes : ce seront un air impur, vicié par des émanations dangereuses provenant de l'encombrement, de la putréfaction de matières animales ou végétales; — une alimentation insuffisante, malsaine, corrompue; — des travaux excessifs, des veilles prolongées; — et pardessus tout les passions tristes de l'âme, les chagrins cuisants, compagnes inséparables de la misère. Cet homme résistera long-temps et silencieusement à ces influences : la force de sa constitution, peut-être, la tendance à l'harmonie qui résulte du jeu seul des fonctions vitales, parviendront à les rendre nulles pendant une période plus ou moins longue. Mais enfin la mesure étant comblée, un moment viendra où, saturée de stimulus hétérogènes, l'économie se révoltera subitement. Alors le principe qui la régit et qui veille à sa conservation; — ce principe qui cicatrise les plaies, réunit et consolide les deux bouts d'un os cassé, ramollit, dissout, neutralise, expulse ou emprisonne les corps étrangers qui viennent troubler l'ordre ou mettre en péril le système vivant; ce principe si bien nommé par Broussais la « Providence intérieure du corps humain », le principe vital, dis-je, suscite un ensemble merveilleux de mouvements coordonnés, synergiques, qui ont toujours pour but et le plus souvent pour effet l'élaboration, la neutralisation et l'élimination des agents morbifiques, de la matière peccante, si l'on veut, le nom ne fait rien à l'affaire. C'est cet admirable travail, si bien connu et si bien signalé par Hippocrate dans ses diverses phases de crudité, de coction et de crise, qui s'appelle une *fièvre essentielle*.

Mais essayons d'*illustrer* ceci par un exemple bien saillant, bien concret, bien propre à faire saisir à tout esprit non prévenu cette doctrine que les siècles et le génie des grands médecins ont à jamais établie et consacrée; et prenons l'épidémie de Gœttingue, si parfaitement décrite par Rœderer et Wagler. Je choisis cet exemple de préférence à tout autre, parce que M. Bouillaud ne cesse de l'invoquer à l'appui de ses idées sur l'éternelle gastro-entérite, cause unique des fièvres de ce genre, suivant lui.

L'été de 1760 à Gœttingue fut sombre et pluvieux depuis le mois de juillet jusqu'au mois de septembre. Alors il se leva des vents assez froids de l'est et du nord, et l'hiver qui suivit fut constamment humide avec des vicissitudes notables de froid et de chaleur. — La ville était alors en proie à toutes les calamités de la guerre : bloquée étroitement, encombrée de soldats étrangers, elle fut bientôt envahie par la famine et tous les maux qu'elle traîne à sa suite. Les aliments étaient très-rares, très-chers et très-mauvais; les pommes de terre gâtées, les viandes corrompues et couvertes de vermine; — le vin âpre et détestable; l'eau de pluie qui servait à la boisson était remplie d'ordures infectes ; les rues étaient couvertes d'immondices de toutes sortes, les alentours de la ville jonchés de chevaux morts ; la misère, le découragement étaient au comble : le tableau qu'en font les auteurs est effrayant (1).

Le premier résultat de ce concours désastreux de circonstances fut une dysenterie fort grave — on l'aurait à moins — qui régna d'août à novembre et fit périr beaucoup de monde. Alors l'épidémie changea de forme, et prit celle qui a reçu le nom de *maladie muqueuse.*

Rœderer et Wagler en distinguent quatre formes principales.

La première forme, qu'ils appellent *chronique,* était caractérisée par les symptômes suivants : le malade conservait assez de force pour ne pas être obligé de s'aliter, il avait même de l'appétit, mais les digestions étaient mauvaises, suivies de nausées, de pesanteur à l'épigastre ; bientôt il survenait de l'anorexie, de la diarrhée formée de matières blanches, muqueuses, qui durait quelques jours, puis disparaissait pour revenir encore ; toux sèche dite abdominale par les praticiens ; fièvre éphémère quelquefois ; aphthes dans la bouche et sur la langue ; gencives douloureuses et ramollies ; vers lombrics et trichurides rendus par le haut et par le bas. Ces derniers symp-

---

(1) Un médecin de Lyon , Ozanam, qui a écrit une *Histoire générale des maladies épidémiques*, dit, à propos de celle de Gœttingue, qu'il ne veut pas entrer dans le détail des causes occasionnelles que les auteurs de cette relation traitent scholastiquement, telles que les *erreurs de diète, les affections de l'âme*, etc. : langage ordinaire des théoriciens, *et qui n'a jamais été d'aucune utilité dans la pratique* (I. 261 , 2ᵉ édit. 1835). Si ce Monsieur entend parler de la sienne, je n'ai rien à dire, assurément. Mais il faut convenir que les épidémies ont trouvé là un singulier historien !

tômes — aphthes et vers — étaient de beaucoup les plus constants. *Quand la fièvre ne se déclarait pas, la durée de la maladie était indéfinie; si, au contraire, elle paraissait, il se faisait alors un travail de coction et de crise qui emportait le mal :* c'était une diarrhée, des urines sédimenteuses, des sueurs matinales, abondantes, chaudes, profuses, une enflure singulière de la face, une rougeur des yeux, voire même une irascibilité, une impatience inaccoutumées; des furoncles, des pustules, de petits ulcères, la salivation, une expulsion considérable de vers, etc.

La *seconde forme*, nommée par Rœderer *maladie muqueuse fébrile*, était presque toujours précédée par la première. La fièvre ne survenait ordinairement que peu à peu, à moins d'une cause occasionnelle, comme une forte passion de l'âme, etc. Les symptômes ne différaient que par plus de gravité de ceux de la forme chronique. Rœderer distingue la fièvre muqueuse en bénigne et en maligne : la première, à type rémittent quotidien, se terminait du 7e au 11e ou au 14e jour; l'autre avait des redoublements tous les deux jours et se terminait seulement vers le 21e. Cellé-ci présentait les caractères bilieux et putride qui ont l'un et l'autre, dit l'auteur, leur foyer dans le bas-ventre. — Bon! gastro-entérite. — Un moment de patience. — Je passe sous silence quelques nuances secondaires faute de temps et d'espace.

La *troisième forme*, ou *maladie muqueuse lente*, attaquait surtout les jeunes enfants. C'était la forme chronique accompagnée d'une petite fièvre erratique, de désordres dans l'appétit et les digestions, de gonflement du bas-ventre, de diarrhée muqueuse, de chaleur et de rougeur à la face revenant par bouffées, d'aphthes et d'excoriations dans la bouche et sur la langue qui était rouge, sèche, recouverte à sa base d'un mucus blanc et épais. — Gastrite! — Patience, vous dis-je.

La *quatrième forme*, nommée *accessoire* par Rœderer, est « celle, dit-il, qui existait avec une affection primi-
»tive qu'elle marquait de son caractère. Toutes les mala-
»dies chroniques quelconques recevaient l'empreinte de
»l'épidémie, quoique par leur nature elles fussent éloi-
»gnées de son caractère. La maladie primitive, dans cet
»état de complication, était toujours accompagnée de
»plus de danger que lorsqu'elle était simple. Bien plus,
»différentes maladies qui, par elles-mêmes, étaient sus-
»ceptibles de guérison, changeaient tellement et deve-
»naient si rebelles par la circonstance d'être liées à l'épi-
»démie muqueuse, qu'elles tuaient promptement le malade
»ou qu'elles dégénéraient en une phthisie mortelle (1). »
Cette complication s'annonçait chez les femmes en couche
par des aphthes douloureux sur les mamelons, des points
de côté, de la soif, de la diarrhée, l'œdème des pieds, de
l'abdomen, etc.; — chez les personnes atteintes de plaies
ou d'ulcères, par une fièvre vive, la transformation
du pus en un ichor fétide que suivait promptement la
gangrène, ou les formes les plus graves de la maladie
régnante.

A l'autopsie, on trouva des traces non équivoques d'inflammation dans l'estomac, les intestins, le mésentère,
etc. D'après les causes de la maladie, il serait bien plus
étonnant qu'on n'en eût point trouvé.

Est-il possible de méconnaître dans ce tableau raccourci
de l'épidémie de Gœttingue le *mécanisme* général que j'ai
tracé d'une fièvre essentielle? D'après la nature des
causes qui la produisirent, le caractère de la maladie

---

(1) Le mot *phthisie* doit être pris ici dans sa véritable acception,
c'est-à-dire comme parfaitement synonyme de *consomption*, — et
non comme l'effet d'une lésion du poumon exclusivement, ainsi
qu'on le fait abusivement de nos jours.

peut-il être douteux un seul instant ? Rappelez-vous les conditions dans lesquelles se trouvèrent pendant si long-temps les malheureux habitants de Gœttingue, et dites-moi s'il n'y a pas là de quoi impressionner d'une manière profonde, radicale, l'universalité de la machine vivante, le système entier des forces vitales, de quoi saturer et sursaturer toutes les molécules du corps de matières morbifiques, délétères ! Que signifient des lésions locales, des congestions partielles dans un coin de l'intestin ou ailleurs, à côté de cette immense, de cette universelle intoxication de l'agrégat qui menace la vie dans ses profondeurs les plus intimes, dans ses sources les plus mystérieuses? Quoi! c'est dans un lambeau de membrane rougi, ramolli, ulcéré, gangrené même, que vous trouverez la raison suffisante de ce drame animé, saisissant, plein de péripéties, où la vie lutte contre la destruction et la mort en déployant la stratégie la plus savante dans la machine la plus parfaite qui soit sortie des mains du Créateur !

— Mais les lésions locales?

— Et qui les nie, vos lésions locales? Est-ce que nous avons besoin de les nier, à l'exemple de ceux qui ferment les yeux sur ce qu'ils contestent? Ces lésions sont l'effet du mouvement fébrile, de l'action des causes spéciales morbides sur certains points qui répondent mieux que d'autres à leurs modes d'impression respectifs, etc. Ces faits-là sont si patents, que les coryphées de l'anatomie pathologique n'avaient jamais songé à les nier, et qu'il n'a pas fallu moins que l'incroyable hallucination des systématiques modernes pour les rejeter. Ecoutez Morgagni, l'un des deux plus grands médecins du dix-huitième siècle, — lisez anatomistes, — au dire de M. Bouillaud : « Vous songerez toujours, dit-il à son correspondant sup- »posé, que les inflammations ou les gangrènes, ou les

»autres lésions des viscères qui s'offrirent à la dissec-
»tion(1), *étaient évidemment l'effet de la maladie..... plutôt*
»*que la maladie elle-même : Effectum potiùs morbi quàm*
»*morbum ipsum facilè fuisse* (2). » Morgagni parle aussi
de la nécessité des crises dans les fièvres, et cite un cas
qui prouve le danger de ces maladies quand elles n'ont
pas présenté une crise apparente (3). Il décrit longue-
ment les lésions que laissaient après elles dans les viscères
les fièvres chroniques (4). Il donne des exemples de l'utilité de la fièvre dans l'apoplexie (5). Il établit que ce
n'est pas tant la fièvre qu'il faut combattre que la malignité ou toute autre affection qui la complique (6).

Et Morgagni était un anatomiste ; il avait passé sa longue vie à ouvrir des cadavres — quand il écrivait ces
lignes et quand il s'écriait : *Usque adeò id sœpè latet per*
quod febres interficiunt (7) ! Si quelqu'un lui avait dit que
ce *quid* si obscur et si caché, il le tenait là au bout de
son scalpel, il aurait probablement haussé les épaules,
et il aurait bien fait.

Si M. Bouillaud voulait bien oublier pour un moment
ses préventions matérialistes, et étudier les fièvres dans
l'intention bien arrêtée de vérifier l'exactitude de la théorie que je viens d'exposer, il verrait bientôt combien elle
est féconde dans la pratique et satisfaisante pour l'esprit.
Mais, quoi ! ce serait exiger l'impossible, sans doute.

---

(1) Il parle de l'épidémie de Rouen décrite par Malouin, *in*
Mém. de l'acad. roy. des sciences, an 1753. C'était une fièvre
maligne.

(2) *De sedib. et caus. morb.* Epist. LXVIII, n° 3.

(3) *L. c.* Epist. XXIV, n°s 23, 24.

(4) *L. c.* Epist. XX, n° 52 ; XXXVI, n° 18 ; XLIX, n° 36.

(5) *L. c.* Epist. XI, n° 24 ; LXIII, n° 14.

(6) *L. c.* Epist. LXVIII, n°s 2 et sq.

(7) *L. c.* Epist. XLIX, n° 1, sub fin.

Pour lui, le système anthropique vivant est une machine comme les autres ; les organes, qui en sont les rouages, ne se transmettent le mouvement que par une sorte d'engrenage, et le mouvement n'est autre que celui qui anime la nature entière, les forces newtoniennes : — les maladies sont des ruptures, des torsions, etc., de ces rouages ; le but unique du médecin est de trouver le point où est le dérangement afin de le supprimer s'il se peut (notez que je ne dis pas guérir, car ce mot ne devrait pas en bonne logique entrer dans le vocabulaire de M. Bouillaud). — Les moyens pour arriver à cette détermination, de *localiser*, c'est-à-dire de préciser le point de la machine qui est dérangé, sont les procédés mécaniques, physiques et chimiques, et ceux de le faire cesser sont la saignée toujours, et parfois — rarement — certains agents chimiques.

Voilà en raccourci, mais fidèlement, la physiologie et la médecine de M. Bouillaud. Etonnez-vous après cela qu'il ne comprenne rien aux fièvres essentielles !

Avec ces beaux principes-là, vous devinez tout de suite comment il veut qu'on recueille les observations ou histoires particulières des maladies, — car il faut bien poursuivre la rude tâche que je me suis imposée de faire connaître son livre au lecteur.

M. Bouillaud, après quelques compliments *pro formá* à Pinel, critique assez vertement la *formule* donnée à ce sujet par le nosographe. Il la trouve superficielle, incomplète, bornée aux symptômes et ne tenant aucun compte des lésions cadavériques, — et il a raison jusqu'à un certain point. Je n'ai pas besoin de revenir sur ce que j'ai dit de Pinel et de sa méthode : toutefois je ferai remarquer qu'en sa qualité d'élève de Condillac et par conséquent de Bacon, — Pinel, quand il a voulu sortir du sensualisme et toucher aux réalités, s'est montré réellement et bel et bien organicien à la façon de M. Bouillaud et consorts : que, par conséquent, il est le précurseur et le père de tous les anatomo-pathologistes, *positifs*, *exacts*, etc., qui s'épanouissent au soleil à l'heure qu'il est ; et qu'il y a de la part de ces Messieurs une bonne grosse ingratitude à ne pas l'avouer hautement, à plus forte raison à lui jeter le dédain ou l'outrage, comme l'ont fait certains d'entre eux, notamment Broussais, qui n'a pas suivi en cela l'exemple que lui avait donné Bichat.

M. Bouillaud, comme on le pense bien, attache une importance extrême aux observations. Je n'ai garde, assurément, de le contredire sur ce point et d'aller contester l'utilité des faits en matière de science. Cependant, il faut bien le dire, cette importance a été bien souvent exagérée ou mal comprise. On a de nos jours tant crié : *les faits ! les faits !* qu'on en a presque oublié tout le reste, et que l'on voit maint élève externe d'hôpital qui, pour avoir suivi et noté jour par jour la marche d'une demi-douzaine de malades à la façon d'un infirmier, je veux dire d'un statisticien, — se dresse fièrement sur ses ergots et prend place modestement entre Sydenham et Stoll, quand il veut bien ne pas se mettre au-dessus. A quoi tient ce travers ? Je l'ai dit, à l'idée généralement répandue que l'expérience et l'observation sont des moyens logiques exclusifs, infaillibles, — tandis qu'elles ne sont que des moyens de vérification d'un motif scientifique et des corollaires de l'analyse appliquée aux sciences naturelles.

« Les faits seuls, dit M. Ribes, ne sont pas des vérités ; »une vérité est un fait dont on a déterminé le sens (1). » Une vérité, en matière scientifique, est une conception

---

(1) *Consid. sur les relat. de l'être hum. avec le monde qui l'environne*, in *Journ. soc. méd. prat. Montpellier*. X. 161.

théorique que l'on a vérifiée par les procédés logiques, à savoir : l'analyse et la synthèse, dans lesquels rentrent l'observation et l'expérience. Que signifient tous les faits dont nos livres regorgent aujourd'hui? Rien, ou à peu près, parce que leurs auteurs manquent en général de motifs scientifiques ou bien ignorent ceux qui les guident. L'expérience et l'observation ne peuvent atteindre que des faits de détail, et non une de ces idées générales qui seules font la science. Celles-là sont la création de l'esprit, elles ne se voient ni ne se touchent, et l'observation ne donne que des faits visibles ou tangibles. — M. Bouillaud, d'accord cette fois avec M. Louis, dit que les faits vieillissent et que ceux qui sont bons aujourd'hui ne vaudront rien demain, y compris les siens. Eh bien ! ces deux Messieurs se vantent : leurs faits n'auront pas l'honneur de vieillir, par la raison toute simple que pour vieillir il faut avoir été jeune, avoir vécu, et que des observations prises au point de vue uniquement sensualiste ne sont et n'ont jamais été qu'une lettre morte et sans valeur. — Sans doute, l'agrandissement successif de la sphère intellectuelle dans laquelle se meuvent les sciences rend progressivement incomplets les faits antérieurs : mais ces faits ont toujours leur valeur relative, et, pour être compris, doivent être considérés au point de vue de l'idée sous l'empire de laquelle ils ont été recueillis. Alors tout s'illumine du rayon de la pensée, et l'histoire des sciences prend sa simple et majestueuse signification.

Une chose qui surprendrait peut-être M. Bouillaud, et plus encore M. Louis, c'est que, aux yeux de ceux qui savent comprendre, il y a plus de fidélité, plus de vérité vraie, comme dit M. Thiers, dans une bonne description générale que dans une observation particulière, quelque minutieusement exacte qu'on veuille bien la supposer. Avant de crier au paradoxe, écoutez. Ces reproductions

si complètes et si fidèles, en apparence, des faits indi-
viduels, — ces daguerréotypages sans chaleur et sans
vie, ne servent qu'à embrouiller l'esprit et à lui donner
des idées fausses. Oui, fausses, et cela parce que les
tableaux qu'elles représentent ne sont que des indivi-
dualités qui ne se reproduiront probablement jamais ; —
tandis qu'une généralisation bien faite, qui rejette tout
ce qui n'est qu'accessoire et accidentel, pour reproduire
uniquement ce qui est essentiel et caractéristique, à la
manière des grands peintres, vous mettra à même de
reconnaître immédiatement la maladie décrite, et sera,
par cela seul, plus exacte et plus vraie, dans la bonne
acception du terme. Voyez l'admirable description de la
fièvre lente nerveuse par Huxham. Est-ce qu'il n'a pas
mieux atteint son but que s'il avait entassé observations
sur observations dans une demi-douzaine de volumes, à la
façon de nos commissaires-priseurs......, je veux dire de
nos numéristes ? Voyez les *Epidémies* de Baillou, de Sydenham, de Stoll, des médecins de Breslaw, de Lepecq de
la Clôture, et des autres. Ces grands médecins, l'honneur
éternel de l'art, ont-ils bourré leurs livres d'observations
particulières bien détaillées, bien longues, bien assom-
mantes ? Ils s'en sont bien gardés : ils ont décrit d'abord
la constitution médicale antérieure et la constitution
régnante ; ensuite, ils ont dessiné à grands traits la maladie dans une description générale ; enfin, et comme
illustrations de cette partie essentielle de leur travail,
ils ont rapporté quelques faits bien choisis qui montrent
l'épidémie sous ses principales formes.

Telle est la manière des grands maîtres, et je con-
seillerais fort à nos auteurs modernes de les suivre, au
moins en cela, — le reste viendrait plus tard — , s'ils ne
veulent pas que la *sylva sylvarum* ne devienne bientôt
aussi inextricable que ces forêts vierges du Nouveau-

Monde, où l'on ne peut faire un pas que le fer et le feu à la main. — Je ne connais qu'un de ces Messieurs qui ait eu le bon esprit de sortir de l'ornière : c'est M. Tanquerel des Planches, qui, dans un bon traité (quoique au point de vue parisien) sur les maladies produites par le plomb, a commencé par une description générale, et a rejeté à la fin du livre, comme pièces justificatives, les observations particulières sur lesquelles il l'a composé (1). Et c'est bien fait : une fois le monument dressé, qu'importe au public l'échafaudage qui a servi à le construire ?

Cette manière soporifique de composer les livres de médecine ne serait-elle pour rien dans la décadence effrayante où est tombée la librairie médicale ? Je livre cette idée à MM. les libraires spéciaux dont l'influence pourrait avoir son utilité « dedans cette occurrence », comme dit le grand Corneille.

Voici la formule de M. Bouillaud pour recueillir les observations particulières :

Première partie, ou protocole de l'observation. Indiquer le nom, l'âge, le sexe, le lieu de la naissance, le domicile actuel du malade, le jour d'entrée à l'hôpital, le nom et le N° de la salle. — Fort bien ; mais, avant tout cela, il faut indiquer les conditions générales où se trouvent les malades ; décrire les constitutions médicales antérieure et présente, les maladies régnantes, leur caractère, leur nature spéciale, le traitement qui leur convenait, etc. Est-ce que l'homme est isolé au milieu de l'espace ?

Seconde partie : Description de l'état antérieur du malade. Informations prises auprès du sujet et, au

---

(1) *Traité des maladies de plomb ou saturnines.* 2 vol. in-8°; Paris, 1839. Pourquoi maladies DE plomb ? Est-ce qu'on dit maladies DE mercure, maladies DE soufre, DE phosphore, DE tabac ?...

besoin, auprès de ses alentours, sur l'état habituel de
sa santé, ainsi que de celle de ses parents ascendants
et descendants (pourquoi pas aussi collatéraux?), on
interroge le malade sur ce qui touche la maladie actuelle,
l'époque et le mode de l'invasion, *sous quelle influence
elle s'est développée*, les symptômes qui l'ont manifestée,
les remèdes employés, le régime. — Tout cela n'est pas
mal, assurément, surtout si, en recherchant *les influences sous lesquelles les maladies se développent*, on pre-
nait en considération réelle et pratique les effets des
saisons, des constitutions atmosphériques ou médicales,
et de toutes les circonstances dont l'action lente et insensible en apparence produit, à la longue, des modifications si profondes et si importantes dans l'économie,
qu'elles seules caractérisent la véritable nature de la
maladie, son génie, comme on dit à Montpellier. C'est
là ce que les grands praticiens de tous les temps et de
tous les pays n'ont jamais manqué de faire avec le plus
grand soin, parce que c'est de là que sortent les indications curatives, but fondamental de la médecine.

Mais M. Bouillaud n'a garde de dire un mot de tout
cela : c'est lettre close pour lui ; un monde inconnu,
fantastique peut-être, dont il peut bien avoir entendu
parler vaguement; mais il n'en sait rien et ne daigne
pas s'en occuper. D'ailleurs, tout cela ne peut pas se
compter, se peser, se mesurer, et dès lors que lui
importe !

M. Bouillaud recommande l'attention, une bonne foi à
toute épreuve, et surtout un esprit dégagé de toute prévention : sans cela, dit-il, on s'exposerait au blâme que
Sydenham a exprimé en ces termes (le lecteur me saura
gré de transcrire le passage du grand médecin de
Londres) : *Adde quod si quandò symptoma aliquod, quod
cum dictâ hypothesi appositè quadret, reverà morbo com-*

petat, cujus typum delineaturi sunt, tum illud suprà mo-
dum evehunt ac planè reddunt εκ μυος ελεφάντα, quasi in
hoc scilicet totius negotii cardo verteretur : sin hypothesi
minùs congruat, aut prorsùs silentio, aut levi saltem pede
transmittere consueverunt, nisi fortè beneficio subtilitatis
alicujus philosophiæ in ordinem cogi, ac quoquo modo
accommodari possit.

En vérité, la morale est excellente et M. Bouillaud
prêche comme un ange : malheureusement, comme à bien
des prédicateurs, on pourrait souvent l'engager à faire
usage pour lui-même des sages conseils qu'il donne aux
autres. Est-ce qu'il ne lui est jamais arrivé, par exemple,
de prendre la rougeur d'un lambeau de membrane muqueuse intestinale ou le gonflement d'une glande du
mésentère, pour la cause unique et formelle de sa fièvre
typhoïde, et de faire ainsi, suivant l'expression de
Sydenham, d'un rat un éléphant? En revanche, d'un
éléphant il ne fait pas même un ciron lorsque, exclusivement préoccupé de la recherche de je ne sais quelles
misérables altérations locales de texture, il méconnaît
entièrement le caractère général de la fièvre qui les
accompagne, — et n'en voit pas la nature bilieuse, muqueuse, adynamique, ataxique, maligne, nerveuse,
putride, etc., ainsi que nous n'aurons que trop l'occasion de nous en convaincre, en examinant ses trois volumes de *Clinique.*

Il raille agréablement ce qu'il appelle « un observateur
» distingué », qui professe que la phthisie pulmonaire
n'est point le résultat fréquent du catarrhe chronique.
Ce personnage donc demandait à plusieurs reprises à un
phthisique s'il était sujet à s'enrhumer : celui-ci répon-
dant constamment par l'affirmative, « l'observateur distingué » lui ferma la bouche en lui disant : » *Vous faites
une théorie.* » — Fort bien. Historiette pour historiette,

en voici une bien connue dont je recommande la moralité à M. Bouillaud. Un jour, le « Messie médical » de M. Bouillaud demandait à un soldat malade au Val-de-Grâce s'il ne souffrait pas de l'estomac. Le malade persistait dans sa réponse négative, lorsque, sur une nouvelle interpellation appuyée cette fois d'une vigoureuse pression sur l'épigastre, il s'écria : « *A présent, je le crois bien : vous me marchez sur le ventre !* » Qui est-ce qui faisait une théorie alors ?

Troisième partie : Description de l'état actuel du malade. Ici le médecin doit recourir aux divers moyens que la science possède, tels, dit M. Bouillaud, que nous les avons indiqués, — c'est-à-dire la percussion, l'auscultation, la mensuration, le thermomètre, l'électromètre, la montre à secondes, le papier à réactif et le reste à l'avenant. Car, vous le savez, « la médecine dégagée de » *son* élément psychologique (1) n'est RÉELLEMENT que la » mécanique, la physique et la chimie de l'économie » vivante. »

Ai-je besoin, après tout cela, de suivre pas à pas M. Bouillaud dans l'exposition de ses préceptes pour arriver à la détermination de ce qu'il appelle le diagnostic ? — Mais, me direz-vous peut-être, quand il n'y a pas d'organe spécialement affecté dans une maladie, que fait M. Bouillaud ? — Ce qu'il fait, le voici : D'abord, pour peu qu'une maladie aiguë se prolonge, ce serait bien jouer de malheur si un ou plusieurs organes ne devenaient le siége de quelque congestion, de quelque douleur, d'une lésion quelconque de sensibilité ou de

---

(1) Ce pronom possessif semblerait indiquer que M. Bouillaud regarde la psychologie, sinon comme partie importante, au moins comme partie intégrante de la médecine.... *Lapsus calami*, et rien de plus.

fonction, — et alors M. Bouillaud tient son affaire. Que
si, malgré la meilleure volonté du monde, — et Dieu sait
si M. Bouillaud en est richement pourvu, — il n'y a pas
moyen absolument de trouver « l'organe souffrant »,
comme cela arrive dans la plupart des maladies nerveuses,
— M. Bouillaud, s'il ne pousse pas le.... courage jusqu'à
en créer un de toutes pièces, ce dont je ne voudrais pas
répondre, — M. Bouillaud vous dira avec un magnifique
aplomb que c'est là, en effet, un des *desiderata* de la
science qui ne saurait être encore parfaite; mais que,
grâce au perfectionnement des méthodes exactes, la
lacune ne peut manquer d'être comblée un de ces jours,
demain ou après-demain, aujourd'hui peut-être, —
attendu que nous marchons à grands pas vers l'ère glorieuse et immortelle où toutes les maladies sans exception
seront *localisées*, — ce qui est le beau idéal de la science.
Ainsi-ne-soit-il.

Quatrième partie : Description du cours de la maladie.
Celle-ci n'est qu'une répétition de la précédente, renou-
velée tous les jours, ou même plusieurs fois par jour, le
cas échéant. M. Bouillaud recommande l'examen attentif
des liquides, tels que le sang, les urines, les sueurs, la
salive, etc. Je suis loin de blâmer cela, mais je voudrais
qu'on y joignît l'examen plus important de l'état des
forces générales, de la corrélation des forces radicales
avec les forces agissantes, de la manière dont le malade
réagit contre les causes morbides et les remèdes, *quid
valeant humeri, quid ferre recusent.*

De tout cela, rien, encore une fois, et M. Bouillaud
n'a pas l'air de se douter le moins du monde que toute la
médecine est là. A la place de ces hautes considérations,
je trouve, par exemple, ce fait si neuf et si peu connu
qu'on trouve souvent, surtout dans les hôpitaux, des
malades qui ne suivent pas très-exactement les prescrip-

tions du médecin , notamment en matière de régime ; —
ce qui produit de graves inconvénients , déroute l'homme
de l'art , etc. M. Bouillaud semble croire que tout cela
peut avoir lieu le plus souvent à l'insu de ce dernier et
sans qu'il s'en aperçoive. Je puis dire à M. Bouillaud
qu'un médecin attentif à observer l'état général des forces
vitales dans leur ensemble solidaire et harmonique , n'est
pas aussi facile à abuser que celui qui se laisse absorber
exclusivement par la contemplation d'une lésion locale ,
— relativement aux remèdes prescrits ou au régime ,
quand il s'agit d'une maladie d'une certaine gravité
accompagnée d'un mouvement fébrile. J'aurais fort mauvaise grâce à vouloir faire ici le vantard sur ce papier
complaisant ; mais j'affirme avoir maintes fois reconnu
et reconnu très-facilement , dans des cas de ce genre ,
quand un malade avait pris seulement un bouillon contre
mon ordonnance. Et si je dis cela , c'est que tout autre
peut le faire , avec un. peu d'attention. Du reste , les réflexions de M. Bouillaud , quoiqu'un peu vulgaires , n'en
ont pas moins leur prix.

M. Bouillaud veut qu'on précise avec la plus grande
exactitude le moment où la convalescence commence ,
comme si celle-ci débutait à un instant indivisible et
mathématiquement désignable : cette prétention statistique ne vaut pas qu'on s'y arrête.

*Cinquième partie : Description des lésions anatomiques
observées chez les malades qui succombent.* Il va sans dire
que celle-ci est la partie fondamentale de l'observation ,
quand la mort termine la scène. Ici M. Bouillaud entonne
son chant de triomphe habituel touchant « cette conquête
» de la médecine moderne sur celle des Grecs et des
» Romains. » Le temps n'est plus, s'écrie-t-il, où dans
certaines maladies , les fièvres essentielles par exemple ,
l'autopsie cadavérique ne faisait souvent découvrir aucune

lésion. — La question n'est pas là : elle est de déterminer
le rôle que jouent ces lésions, si elles sont causes, effets
ou pures coïncidences. Nous verrons cela plus tard. —
M. Bouillaud veut que la description des altérations trou-
vées sur le cadavre soit faite avec le même soin que celle
des symptômes observés pendant la vie ; que les lésions
mécaniques, physiques et *chimiques* (il nomme ainsi les
lésions de nutrition), soient indiquées avec toute l'exactitude que comportent *ses* moyens actuels d'exploration.
Quant à moi, je ne m'y oppose pas, — et vous ?

Pour ce qui est des réflexions que peut suggérer chaque
observation et qui constitueraient une *sixième partie,* il
renvoie au chapitre de son livre où il traite de l'esprit
d'observation. Connu.

Voilà donc la théorie philosophico-médicale de M. Bouillaud. On voit que, pour lui, observer, ainsi que nous
l'avons vu tant de fois, se réduit à l'application des cinq
sens aux phénomènes, et qu'il s'en tient là, « croisant
» les bras, après cette œuvre immense », comme disait
feu Victor Hugo.

Il y a vingt-deux siècles que cette méthode a été
jugée et appréciée à sa valeur réelle par le Père de la
médecine. Voici les paroles du divin Vieillard, qui semblent écrites d'hier, car la vérité est toujours nouvelle. « Ceux qui ont composé le livre intitulé *Sentences*
» *Cnidiennes* ont sans doute fidèlement énuméré les
» symptômes de chaque maladie, et décrit exactement
» la manière dont ils se déclarent ; en un mot, ils ont fait
» *ce que tout homme, même le plus étranger à l'art médical*
» *(etiàm medicinæ ignarus) serait capable de faire,* pourvu
» qu'il eût sévèrement recueilli, de la bouche même des
» malades, le récit de leurs souffrances. — Quant à ce
» qu'il faut que le médecin *sache et induise indépendamment*
» *du rapport fait par le malade ;* quant à la plupart des

»connaissances qui conduisent au pronostic, etc., toutes
»ces choses ont été à peu près dédaignées par eux. Pour-
»tant, comme la manière de traiter chaque malade *est*
»*subordonnée à la perspicacité du médecin*, je suis forcé à
»cet égard de penser tout autrement que les Cnidiens. —
»Cette Ecole ne nous a même rien légué sur le régime des
»maladies aiguës qui soit digne d'être mentionné, et,
»quelle que soit l'importance du sujet, ils se sont tout-à-
»fait abstenus de le traiter. Ce n'est pas qu'ils aient
»ignoré la liste des maladies et de leurs nombreuses divi-
»sions : mais, *comme ils s'appliquaient purement et sim-*
»*plement à les compter, il est clair qu'ils n'ont rien pu en*
»*dire de sensé.* Celui-là, en effet, s'abuse, qui croit grou-
»per des cas pathologiques semblables et pouvoir en faire
»l'addition, parce qu'ils ne lui paraissent différer entre
»eux que sous quelque rapport peu important, et qui, au
»contraire, prononce que deux cas sont distincts par
»cela seul qu'ils ne portent pas le même nom. Pour moi,
»je suis autorisé à affirmer que l'esprit du médecin doit
»envisager les faits *sous tous les points de vue qui com-*
»*posent le domaine de l'art* (1). »

La méthode Cnidienne est donc celle de nos Statisticiens, ni plus ni moins, c'est-à-dire celle qui convient à
un art encore au berceau ; car, ainsi que le dit très-bien
M. Pidoux, si à Cnide on comptait, c'est précisément
parce qu'on ne savait pas encore observer (2). C'est en
vain que M. Bouillaud cherche à exalter les difficultés de
l'art médical *tel qu'il l'entend*, et vient nous dire gravement qu'on naît observateur comme l'on naît poète. Observateur de sa façon ! Eh ! mon Dieu ! Hippocrate vous
l'a dit : il n'est pas nécessaire d'être médecin pour cela.

---

(1) *De ratione victûs in morb. acut.*, sub init.
(2) *Thérapeut.*, III. 304.

Bayle, d'ailleurs, l'a avoué très-explicitement, que dis-je? il s'en est même fait honneur. — Où, diable! l'honneur va-t-il se nicher? — Et Laennec, grand et profond observateur suivant M. Bouillaud, et le premier médecin français, — toujours après Broussais —, Laennec rejette sans pitié toute doctrine, toute théorie, toute pensée, en un mot, « comme un pur amusement de l'esprit! » Voilà donc où nos progressistes ont conduit la science, juste au point où la laisserait quelqu'un qui n'y saurait rien du tout, *etiàm medicinæ ignarus!*

M. Bouillaud croit prendre Laennec en flagrant délit de contradiction, de ce que, après avoir rejeté toute théorie comme vaine et mensongère, Laennec n'a pas laissé de vouloir expliquer les bruits du cœur par des hypothèses et des théories peu en harmonie avec les lois de la physique! Ce reproche donnerait, au besoin, une juste idée de la manière dont notre auteur conçoit les doctrines physiologiques. Mais n'est-ce pas lui, Bouillaud, qui est en contradiction avec le bon sens, — j'en suis fâché, mais c'est le mot —, et même avec maint précepte de son livre soi-disant philosophique, en nous donnant comme un grand observateur un homme qui s'est borné à l'application des sens dans l'étude des phénomènes naturels? Comme si l'observation, au lieu d'être une opération active de l'esprit, n'était qu'un acte automatique de la force vitale! — Il fait beau le voir, lui qui professe la même méthode inintelligente, prendre en main la défense des théories contre le père du stéthoscope et enfourcher bravement l'apostrophe poétique : « Ce fut »donc un pur amusement de votre esprit, ô divin Newton! »que la découverte de ce grand principe qui régit, d'a-»près des lois que vous avez formulées, tant de phéno-»mènes, etc.... » En vérité, il me semble entendre la fameuse prosopopée de Jean-Jacques : «O Fabricius! que

»dirait votre grande âme si, pour votre malheur, rap-
»pelé à la vie...... » Daignez m'épargner le reste.

M. Bouillaud a beau déclamer contre ceux qui repous-
sent les théories scientifiques, et protester en faveur de
l'induction philosophique ; ce n'est là de sa part qu'une
inconséquence de plus. Il ne suffit pas d'aligner des
phrases sonores et vides sur la nécessité de féconder les
faits par le raisonnement, de faire sonner bien haut les
mots de progrès, d'exactitude, etc., etc., et de baptiser
tout ce fatras du nom de philosophie médicale. Il faudrait
commencer par suivre soi-même les beaux préceptes
qu'on se permet de donner aux autres, et ne pas gorger
ses livres d'observations interminables, où l'on ne trouve
pas une seule idée médicale ou de toute autre espèce.
J'aime mieux Laennec et Chomel ; ceux-ci du moins
n'ont pas mis sur leur sac une fausse étiquette : on sait
tout de suite à quoi s'en tenir avec eux, et s'ils ne nous
donnent point de philosophie médicale, ils ne nous la
promettent pas à grand renfort de clarinette et de grosse-
caisse. Et M. Bouillaud leur ferait un crime de leur fran-
chise, j'ai presque dit de leur probité scientifique !

» Saisir, dit M. Bouillaud, un rapport constant et précis
» entre un certain nombre de symptômes et la lésion
» d'une partie déterminée du corps, constitue un acte
» d'entendement. » Oui, sans doute ; de même aussi que
le jeu de l'oie. Mais ceux qui « aiment ces jeux galants où
»l'esprit se déploie », doivent avoir la modestie de ne pas
se regarder comme des Philidor ou des Labourdonnaie,
et moins encore comme des Descartes ou des Leibniz.

Avant d'aborder l'importante question de la statistique
appliquée à la médecine, je veux montrer par un nouvel
exemple toute l'inanité de la doctrine organicienne, surtout quand il s'agit d'une de ces maladies qui ne laissent
pas sur le cadavre des traces bien apparentes, bien con-

crètes de leur existence : je veux parler du choléra-
morbus, que M. Bouillaud cite comme une de celles dont
la cause est inconnue encore, c'est-à-dire, dans son langage, qu'on n'a pas pu en déterminer le siége anatomique.
Ce qui ne l'a pas empêché d'en faire une gastro-entérite
dans le livre spécial qu'il a publié sur cette maladie.

L'épigraphe de ce livre est singulière : *In tenui labor !*
Comme on reconnaît là l'homme et le système ! Ces trois
mots sont toute une révélation — dont nous n'avions certes
pas besoin , mais qui viennent compléter le tableau.
Croyez-vous , mon cher lecteur, que Baillou , Sydenham ,
Stoll ou les autres , ayant à décrire le plus épouvantable
fléau dont l'esprit du mal ait affligé l'humanité , eussent
mis en tête de leur œuvre : *In tenui labor ?* — Ne dirait-on
pas qu'il s'agit ici, non pas d'un des actes les plus élevés
de l'esprit humain, — mais bien d'un travail de patience
et rien de plus, comme d'enseigner à un merle un air
de serinette ou de dresser un caniche à donner la patte,
à faire le mort, et autres talents de société !

Aussi voyez le bel accord qui règne entre les positifs
et autres , à propos de la nature du choléra : Broussais y
voit une immense gastro-entérite étendue de la bouche à
l'anus ; M. Bouillaud, une espèce d'irritation du genre
de celle que Dupuytren et Marandel ont appelée irritation
sécrétoire ; Clot-Bey, une *véritable* gastro-entérite (et
celui-là est venu d'Egypte pour nous dire ça !); Magendie, un affaiblissement des contractions du cœur; Delpech
(qui s'était quelque peu encanaillé d'anatomie pathologique), une inflammation du plexus solaire ou du ganglion semi-lunaire ; Foy, une *affection* du prolongement
rachidien (comme s'il savait ce que c'est qu'une affection !); Rochoux, une altération du sang par l'addition
d'un agent délétère qui paraît porter son action sur les
nerfs de la circulation et de la respiration, et sur la

membrane muqueuse des voies digestives (pas trop
mal , Epicure !) ; Andral, une entéralgie (celui-ci , qui
est le doute incarné , a manqué là une belle occasion de
garder le silence , comme disait Royer-Collard) ; Roche ,
une *affection* de la muqueuse des voies digestives et de la
moelle ; Treille , une altération du système nerveux et de
la muqueuse digestive enflammée ; Bally et Ripault , une
affection des vaisseaux lymphatiques de l'appareil digestif , dans laquelle la marche des liquides blancs aurait
lieu en sens inverse de l'état normal , en sorte qu'au lieu
d'être portés dans le sang , ils s'épancheraient dans les
cavités digestives ; Ochel , de Pétersbourg , une paralysie
de la circulation ; Sinagowitz , une paralysie des intestins.....

Et moi , dans tout ce fatras , une paralysie du sens
commun ! Ce qui saute aux yeux tout d'abord dans cette
liste incohérente d'opinions si diverses et parfois si bizar-
res, c'est le peu de profondeur des notions physiologiques
sur lesquelles elles s'appuient. Certes , pour des gens qui
se targuent tant de physiologie , qui ne cessent de la
proclamer la base fondamentale , unique , de la médecine,
ce fait-là aurait lieu de surprendre, si l'on ne savait
combien sont superficielles et grossières les connaissances
qu'on décore aujourd'hui du nom de physiologie.

Essayons s'il ne serait pas possible de s'élever à une
conception plus rationnelle et plus compréhensive de
cette terrible maladie , en s'appuyant un peu plus profondément qu'on ne l'a fait jusqu'ici sur la connaissance
des lois et des fonctions vitales.

La première chose dont on est frappé en voyant
un cholérique , c'est l'altération profonde , immense ,
effrayante , des traits de la face ; elle est telle , que les
meilleurs amis du malade ne le reconnaissent plus quelques instants après le début de la maladie. Le sujet est

comme frappé de la foudre, ou *cadavérisé*, pour employer un mot aussi énergique que juste de MM. Bouillaud et Magendie.

Voici la description générale qu'en a donnée M. le professeur Rech, dans l'excellent Rapport qu'il a publié conjointement avec M. le professeur Dubrueil :

« Refroidissement général et cadavérique; peau rugueuse, conservant long-temps les plis qu'on lui imprimait; coloration bleue partielle ou générale; sueurs visqueuses; front ridé; œil profondément enfoncé dans l'orbite, immobile, terne, recouvert souvent d'une toile grisâtre; nez effilé; narines aplaties, poils intérieurs portant des grains d'une poussière grisâtre; tempes creuses; pommettes saillantes; joues affaissées; langue froide, molle, recouverte ordinairement d'un enduit blanchâtre; soif inextinguible; chaleur interne dévorante; vomissements répétés; selles fréquentes; matières rejetées par haut et par bas, blanchâtres, floconneuses; suppression des urines; douleurs abdominales; crampes vives; extinction de la voix; respiration difficile et froide; sentiment de suffocation; jactation; circulation ralentie et parfois inappréciable, sang visqueux; amaigrissement rapide; conservation des facultés intellectuelles. — Durée de la plupart des symptômes jusqu'à la mort, ou bien : chaleur générale; couleur vive de la peau, surtout de celle de la face; langue rouge, chaude et sèche; affaissement général; agitation extrême; stupeur ou quelquefois délire, et alors continuation de la soif, des vomissements, de la diarrhée; mort. — Ou bien encore : diminution et disparition successive des derniers phénomènes morbides énumérés; rétablissement de toutes les sécrétions dans leur état normal; retour à la santé (1). »

---

(1) *Rapport sur le choléra-morbus asiatique qui a régné dans le*

Un mot sur l'anatomie pathologique. — Le cadavre est absolument semblable à celui des asphyxiés : dès que la mort arrive, il se réchauffe ; la cyanose fait place à une couleur rosée ; l'expression de la face devient douce, calme, sereine, de crispée qu'elle était auparavant : — circonstances qui ont fait dire que, dans cette maladie, les morts ressemblaient aux vivants et les vivants aux morts. — La putréfaction se fait avec une lenteur remarquable, — conséquence naturelle de l'extrême diminution des liquides par les évacuations.

L'estomac est réduit au volume de l'intestin quand il n'est pas dilaté par des gaz ; sa membrane muqueuse présente cette légère injection qui donne la nuance hortensia. D'autres fois elle a une couleur plus foncée ; elle peut même être ramollie, amincie, gangrenée. Mêmes remarques pour la muqueuse intestinale, qui, en outre, est parsemée d'une multitude de granulations du volume d'un grain de millet, que le microscope a démontré n'être autre chose que les follicules de l'intestin énormément tuméfiés.

On trouve dans la cavité digestive un liquide pareil à celui des évacuations, et qui a été reconnu comme étant formé de fibrine, de mucus et d'albumine. Quand ce liquide avait une couleur rougeâtre, M. Donné y a trouvé une très-grande quantité de globules sanguins.

Rate exsangue, flétrie, ratatinée, comme si on l'avait exprimée en la tordant dans un linge. — Foie dans l'état normal ; vésicule du fiel gorgée d'une bile épaisse et poisseuse. — Reins à l'état sain. — Vessie vide, contractée, ridée, dure.

Poumons d'une intégrité admirable, — gris, marbrés,

---

midi de la France en 1835 ; par les professeurs Dubrueil et Rech. Montpellier, 1836. In-8°. Pag. 100 et 101.

crépitants, presque exsangues. — Cœur sain, quelquefois légèrement ecchymosé à la surface : cavités gauches à peu près vides ; les droites remplies d'un sang noir, caillebotté, sec comme du raisiné, lequel remplit aussi les gros troncs veineux, veines caves, sous-clavières, jugulaires, etc. — Artères saines et vides, contractées sur elles-mêmes ; le peu de sang qu'elles contiennent quelquefois est noir.

Le reste ne vaut pas l'honneur d'être nommé. Que signifient, en effet, des injections imperceptibles des méninges cérébrales ou rachidiennes, un soupçon de rougeur, une ecchymose microscopique, un ramollissement problématique, dans une parcelle du pneumo-gastrique, de la queue de cheval, voire du ganglion semilunaire, où notre illustre et malheureux Delpech avait cru prendre en flagrant délit le poison cholérique ?

Récapitulons les points principaux de cette description.

Refroidissement glacial ; cyanose ; disparition du pouls ; air expiré froid et ne troublant pas l'eau de chaux ; évacuations alvines et matières vomies contenant les éléments chimiques de la sérosité du sang, et souvent même les globules sanguins en nature ; sang des artères rare et noir ; épigastralgie parfois violente ; crampes très-fortes et très-douloureuses, portées souvent au point de rompre des fibres musculaires, des tendons et des os ; — conservation de l'intelligence et, en général, des fonctions de la vie de relation, qui ne sont guère qu'affaiblies.

La théorie physiologique du choléra est là ; il faut l'en tirer. Essayons.

Le fait qui domine la scène pathologique tout entière, le phénomène initial est évidemment ici la lésion de la calorification. Nous verrons tout à l'heure en quoi consiste cette lésion et quelle en est la cause : procédons par ordre.

Et d'abord constatons un fait important. Le sang tiré des artères est noir, et l'air expiré ne contient point d'acide carbonique : en d'autres termes, LA TRANSFORMATION DU SANG VEINEUX EN SANG ARTÉRIEL EST ARRÊTÉE (1).

De ce premier fait, irrévocablement acquis à la science, comme on peut s'en convaincre aisément en consultant les écrits spéciaux, découlent les conséquences suivantes : Le sang veineux, cessant de passer des capillaires de l'artère pulmonaire dans ceux des veines du même nom, s'accumule de proche en proche et par la *vis à tergo* qui agit encore un certain temps, d'abord dans les divisions de l'artère pulmonaire, puis dans le tronc de cette artère elle-même, les cavités droites du cœur, et successivement dans les veines caves supérieure et inférieure, les sous-clavières, les jugulaires, et enfin dans la totalité du système veineux. Celui-ci obligé de recevoir, outre la quantité de sang ordinaire, celui des artères qui se sont vidées et n'en reçoivent plus, puisque le poumon cesse de faire du sang artériel, — se trouve énormément gorgé, distendu ; il devient saillant sous la peau, qui se colore en bleu, surtout dans les points où elle est mince et lâche, comme aux paupières, au scrotum, etc.

Sous l'influence de cette immense *pléthore* veineuse, le principe vital, la « Providence intérieure du corps humain », fait tous ses efforts pour soustraire le système vivant au péril imminent qu'il court, et, ne pouvant pas rétablir la fonction importante de la respiration à cause

---

(1) Il va sans dire que si cette suspension était complète, la mort serait instantanée, et c'est ce qui arrive, pour le dire en passant, dans le choléra foudroyant. — D'un autre côté, comme je ne veux pas entrer dans les détails chimiques et vitaux de la respiration, je me borne à prendre le fait le plus général et le plus incontestable : la transformation du sang veineux en sang artériel.

de l'action puissante du poison cholérique, il cherche au moins à le débarrasser de cette surabondance de sang veineux qui l'oppresse. Pour cela, il établit un ensemble synergique de mouvements fluxionnaires qui portent ce sang vers la cavité digestive, — et ce terme fluxionnaire est d'autant mieux choisi que cette cavité a deux issues parfaitement libres. De là, l'abondance, la facilité extrêmes de ces évacuations, et, fait capital et démonstratif, leur identité de nature chimique avec le sérum du sang.

La suffocation imminente, terrible, dont se plaignent si vivement les malades et qui les porte à s'écrier incessamment : *J'étouffe! donnez-moi de l'air! faites-moi respirer!* s'explique très-aisément par cette suspension de l'hématose, et je n'ai pas besoin de m'y arrêter.

Quant à l'épigastralgie, un mot en passant. Une remarque qui n'a dû échapper à aucun praticien, surtout de ceux qui ont l'honneur de donner leurs soins aux classes pauvres de la société, — c'est que toutes les fois que la nutrition est altérée, incomplète, il y a douleur à l'épigastre. Voyez ces malheureux mal nourris, mal logés, mal vêtus, excédés de travail, dévorés par le chagrin — cent fois pire encore; — les femmes fatiguées par un allaitement trop long ou au-dessus de leurs forces; celles qui ont éprouvé une hémorrhagie, soit à la suite des couches, soit pendant la menstruation; celles qui sont en proie à la chlorose, si commune dans nos pays, ou à l'hystérie et ses mille et une nuances, qui ne permet pas une alimentation suffisante et produit à la longue une belle et bonne anhémie, comme le grand Sydenham l'avait déjà observé : eh bien! dans tous ces cas qui se résument tous par l'anhémie, il y a constamment douleur épigastrique. La raison de ce fait est celle-ci : le système nerveux ganglionnaire, qui préside aux actes de la vie végétative, n'est pas, il est vrai, un pouvoir centralisé,

*

une monarchie, comme le système cérébro-spinal ; il constitue une sorte de république fédérative, formée d'états particuliers, indépendants les uns des autres en ce qui touche leurs intérêts privés : mais l'intérêt général exigeait un centre, une diète fédérative, une capitale enfin, et cette capitale est dans les ganglions semi-lunaires dont le siége est la région épigastrique. Lors donc que la république est menacée d'un péril ou qu'elle a à souffrir d'une lésion quelconque, surtout si cette lésion a une certaine gravité, c'est là que les plaintes des confédérés arrivent, se concentrent, se formulent : c'est le ganglion semi-lunaire qui est chargé de porter la parole au nom de tous les autres membres de l'association.

Passez-moi cette figure de rhétorique : elle rend assez bien ma pensée, et je l'ai prise sans façon.

Ceci montre trois choses : 1° la fréquence extrême des douleurs de l'épigastre ; 2° l'extravagance des médecins qui n'y voient que des gastrites ; 3° la raison des succès éclatants que l'on obtient des toniques, des analeptiques et des ferrugineux dans ces affections.

Vous comprenez tout de suite pourquoi il y a une épigastralgie souvent assez forte dans le choléra, puisque le fléau indien produit une altération si profonde dans l'hématose, c'est-à-dire la fonction-mère de la nutrition, et que, de plus, il peut être assimilé à une colossale hémorrhagie, ainsi que l'a fait justement M. Bouillaud en personne.

Je passe sur des phénomènes secondaires, comme suppression des sécrétions, disparition du pouls, affaiblissement de la voix, pénétration incomplète de l'air dans les voies respiratoires, amaigrissement rapide, perte de l'élasticité de la peau, etc. ; tout cela n'a pas besoin d'explication à l'heure qu'il est. Passons aux crampes.

Hippocrate, qui a saisi et formulé avec une profondeur

de génie qu'on n'a jamais égalée, les grandes lois qui régissent l'économie vivante, Hippocrate a dit : *Sanguis moderator nervorum*, et vingt-deux siècles ont confirmé de plus en plus l'étonnante justesse et la fécondité de cette parole. Elle jette une lumière immense sur la pathologie tout entière, et donne la clef de tout un ordre de faits pratiques d'une haute importance.

Dans l'état physiologique, il y a donc une sorte d'équilibration, un antagonisme harmonique entre les deux grands systèmes de l'économie, l'appareil nerveux et l'appareil sanguin (1). Quand celui-ci a éprouvé une diminution de ses éléments principaux, quand il est appauvri, suivant l'expression populaire et si juste, — cet équilibre n'existe plus, le frein qui maintenait l'autre est relâché ou rompu : — de là, les névroses, les névralgies, les altérations innombrables de la sensibilité et de la motilité chez les personnes atteintes d'anhémie à un degré quelconque ; de là aussi, pour rentrer dans notre sujet, les crampes des cholériques.

Toutefois, je crois qu'il y a encore une circonstance qui doit avoir un rapport de causalité manifeste dans la production des crampes cholériques : c'est l'affaiblissement relatif de l'innervation dans les nerfs qui donnent aux poumons la faculté de transformer le sang veineux en sang artériel. Je n'ignore point l'influence que possède à cet égard le nerf pneumo-gastrique ou de la huitième paire ; mais il est évident, par la nature de la fonction même, que la part la plus importante revient au système ganglionnaire. La rupture de l'harmonie, de l'équilibre fonctionnel entre les deux systèmes nerveux, l'encépha-

---

(1) On peut voir un travail excellent et plein de vues hardies et ingénieuses de M. Buchez, sur les rapports du système sanguin et du système nerveux, dans son *Traité de Philosophie*, III. 575.

lique et le ganglionnaire, est donc pour quelque chose dans les crampes des muscles volontaires.

J'ai réservé pour le dernier le symptôme important du refroidissement, parce qu'il demande quelques explications préliminaires.

Si j'adoptais la théorie chimique de Lavoisier sur la calorification, théorie qui, sauf quelques nuances, est encore celle des physiologistes parisiens, – je n'aurais pas besoin de me mettre en frais de démonstration pour expliquer le refroidissement des cholériques. La respiration étant la source unique de la chaleur animale, et cette fonction étant anéantie dans le choléra, la chose irait toute seule. Pour les iatro-chimistes, en effet, l'appareil respiratoire peut être considéré comme remplissant à l'égard de l'économie le rôle d'un calorifère à l'égard d'un appartement dans lequel il répand la chaleur au moyen de tuyaux et d'orifices exhalants. L'oxygène est le combustible. L'oxygénation est-elle plus abondante, la chaleur est augmentée, et réciproquement, de même que pour le calorifère : ajoutez du combustible, vous avez plus de chaleur; retirez du combustible, l'appartement se refroidit (1). C'était bien la peine de s'appeler Lavoisier pour imaginer cela !

Quant à moi, si j'adoptais une théorie aussi simple, je craindrais fort de ressembler par trop à ma théorie :

1° Parce que, dans certaines maladies où une étendue parfois considérable du poumon est imperméable à l'air, détruite par un ulcère ou par la gangrène, la chaleur du corps n'est pas moindre, que dis-je? est supérieure et de beaucoup à l'état normal, témoin la pneumonie et même la phthisie; car j'avoue humblement n'avoir jamais vu cette mirifique transformation du phthisique en batracien,

_____

(1) Pidoux, *Thérapeutique*, III. 139.

dont M. Andral s'est avisé, un jour de belle humeur, d'égayer les pages mélancoliques de sa *Clinique;*

2° Parce que l'état fébrile se développe parfois chez le nouveau-né, dont la respiration est très-incomplète, comme on sait, et chez les asphyxiés, avant même qu'elle soit entièrement rétablie;

3° Enfin, parce que nous éprouvons, soit dans l'état de santé, soit dans l'état de maladie, une foule de variations de température qui ne dépendent sûrement ni de celles de l'air ambiant, ni de la quantité d'oxygène qu'il contient, ni de celle que le poumon assimile. Si cela était, quand nous sommes exposés à un grand froid, nous devrions nous réchauffer davantage, puisque l'air condensé contient sous le même volume une plus grande quantité d'oxygène.

Est-ce à dire pour cela qu'à mon avis, la respiration ne contribue en rien à la calorification? A Dieu ne plaise que je lâche une hérésie pareille! Je crois qu'elle y est pour une part, pour une bonne part même, mais que cette action est indirecte, comme on va le voir dans un instant.

Profondément convaincu, avec Hippocrate, Galien et Fernel, que chaleur et vie sont deux idées corrélatives et solidaires, — de même que celles de froid et de mort qui n'en sont que la négation, — je regarde la calorification comme le produit direct de la nutrition, de l'action plastique par laquelle le tissu vivant s'assimile le sang ou la matière vitalisable, c'est-à-dire enfin comme l'effet immédiat du principe vital. Et ce qui est à mes yeux une preuve sans réplique, c'est l'uniformité de la température humaine dans tous les climats et dans toutes les saisons, ce qui ne saurait être si cette température était le résultat d'actions purement chimiques. Cette harmonie admirable qui produit de la chaleur pour résister au froid, et du froid pour résister à la chaleur, démontre d'une manière évidente l'intervention de cette cause active et intelligente qui préside aux actes de l'économie.

Après cette petite excursion dans le domaine de la physiologie, je reviens au choléra, dont, au surplus, je ne m'étais guère éloigné, comme on l'a sans doute déjà compris. En effet, une maladie qui altère si profondément l'hématose, doit par conséquent anéantir l'assimilation dont je viens de parler comme de la source principale du calorique, et produire le refroidissement glacial du corps.

Le temps me presse, et d'ailleurs ce serait faire injure à l'intelligence du lecteur que de descendre à l'appréciation minutieuse des altérations cadavériques. Après ce que j'ai dit, ce soin deviendrait superflu, et je dois me borner.

Ainsi donc, le phénomène initial du choléra asiatique est la *cessation de l'hématose ou transformation du sang veineux en sang artériel.* Quant à la cause elle-même de ce phénomène, il est évident que c'est l'*anéantissement de l'innervation de cette partie du système nerveux qui régit cette fonction importante, et sur laquelle porte l'action délétère du poison, quel qu'il soit, du choléra.*

Qu'on veuille bien réfléchir un instant à cette idée si simple en apparence, on verra se dérouler comme d'eux-mêmes tous les phénomènes qui caractérisent cette terrible affection : c'est une chaîne dont tous les anneaux se tiennent et sont également solides. Du moins, il me le semble ; le lecteur en jugera.

Je n'ai pas parlé de la période réactive du choléra, parce qu'alors la maladie rentre dans la classe des pyrexies essentielles, bien qu'elle ait, comme de raison, un cachet spécial.

Quant au traitement — il faut bien en dire quelque

chose , — on voit tout de suite que l'indication capitale,
unique, pour ainsi parler, serait de rétablir l'hématose.

Malheureusement la thérapeutique ne possède encore
aucun moyen direct de produire ce résultat. Je dis *encore*,
parce qu'il ne faut pas désespérer de l'avenir, et que bien
des choses qui sont impossibles aujourd'hui seront peut-
être possibles et même faciles demain. Si donc, — ce qu'à
Dieu ne plaise ! mais ce qui pourrait bien arriver, d'après
ce que nous apprenons en ce moment de la marche du
fléau indien , — si le choléra vient de nouveau visiter
notre Europe, il y aurait, ce me semble, de belles recherches à faire, des essais à tenter, pour tâcher de neu-
traliser le poison cholérique dont l'air est incontestablement le véhicule, et le poumon la voie d'introduction dans
l'économie vivante. On pourrait essayer en fumigations
respiratoires divers agents chimiques doués d'une certaine
énergie , bien entendu avec la prudence et la mesure
qu'exigeraient la science et l'humanité , qui doivent toujours marcher ensemble. Ce seraient là des tâtonnements,
sans doute ; mais, dans une maladie qui emporte presque
tous les sujets qu'elle frappe, surtout dans la période
ascendante de l'épidémie , — des essais de ce genre seraient parfaitement rationnels et sans inconvénient, et
pourraient peut-être produire quelques bons résultats.
C'est le cas ou jamais du *Melius anceps quàm nullum.*

Quant aux moyens indirects, autant que je puis en
juger par mon expérience personnelle et par mes études
spéciales sur ce point important de pathologie, je puis
affirmer que les meilleurs de beaucoup sont les suivants :
Ipécacuanha administré à dose vomitive ; affusions générales fraîches pendant deux ou trois minutes et
moins encore ; application du marteau trempé dans l'eau
bouillante sur le creux de l'épigastre , à la méthode de
Mathias Mayor de Lausanne ; *repassage* de la région rachi-

dienne avec l'ammoniaque et la térébenthine, suivant le procédé de M. Petit; et enfin, médication tonique et excitante graduellement croissante. — Je n'ai pas eu l'occasion de voir *un très-grand nombre* de cholériques, grâce à la bénignité *relative* de l'épidémie à Cette; mais je me crois en droit de penser que l'usage de ces moyens a produit d'excellents effets sur quelques malades dont l'état avait paru hors des ressources de l'art.

Dans ma prochaine lettre, j'examinerai la question de la statistique appliquée aux faits de la médecine.

Recevez, Messieurs les Rédacteurs, l'assurance de ma considération la plus distinguée.

Dr **LASSALVY**, de Cette.

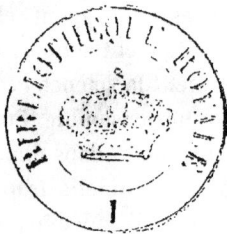

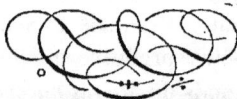

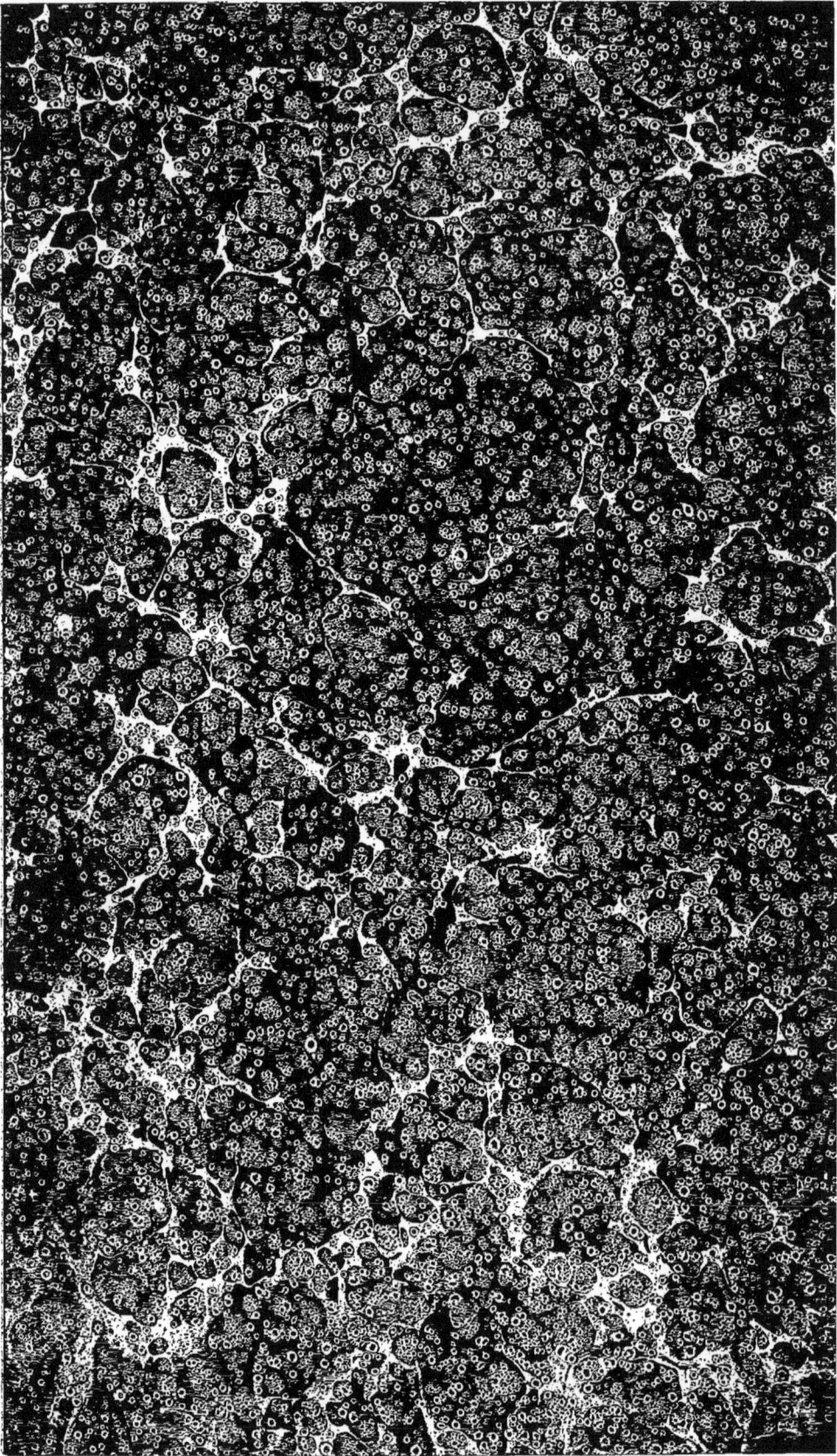

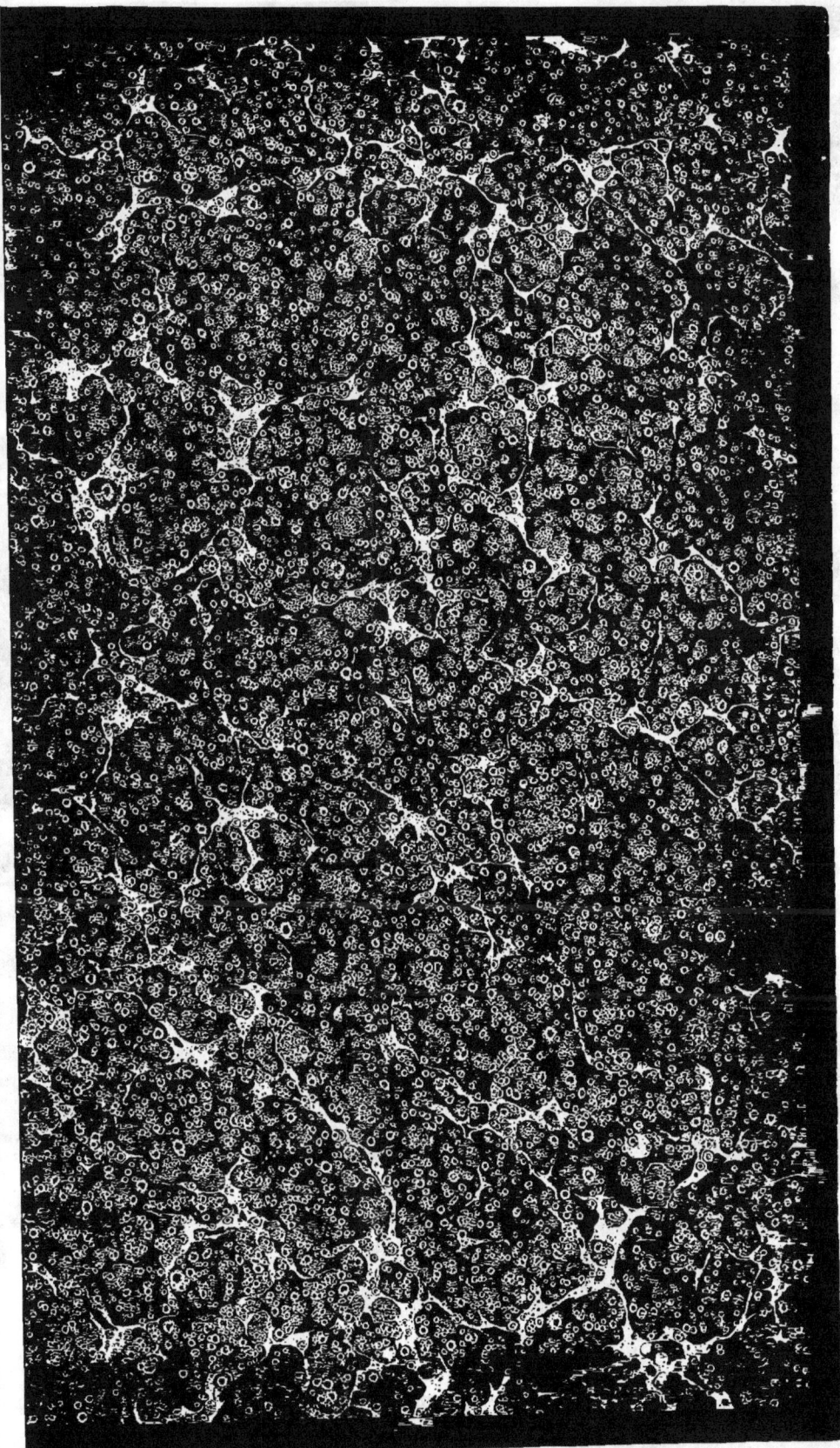

www.ingramcontent.com/pod-product-compliance
Lightning Source LLC
Chambersburg PA
CBHW070533200326
41519CB00013B/3031